てんかん分子生物学

絵でつなぐ
―遺伝子変異と病態・治療―

鬼頭正夫 著

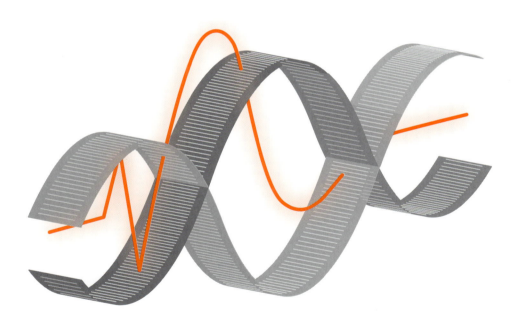

丸善プラネット

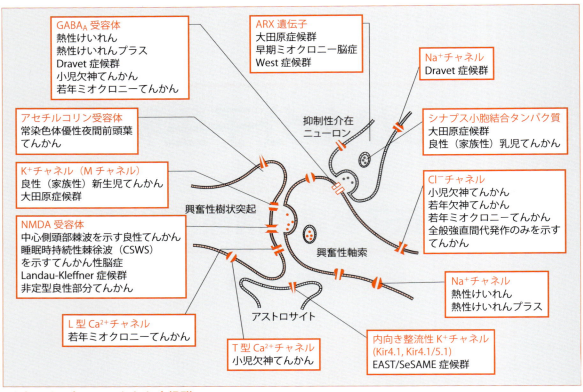

イオンチャネルのてんかん症候群

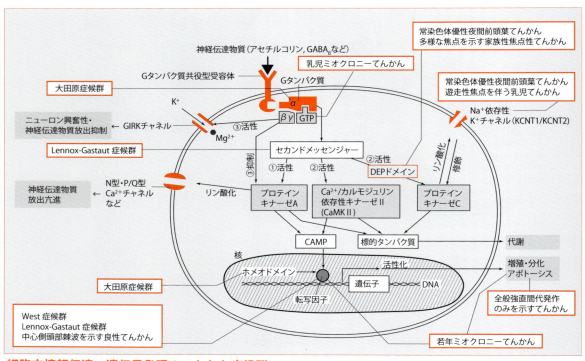

細胞内情報伝達・遺伝子発現のてんかん症候群

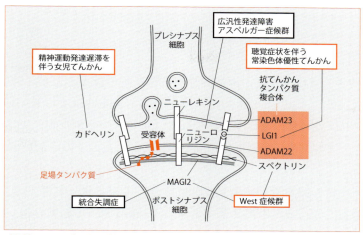

接着因子・細胞骨格のてんかん症候群

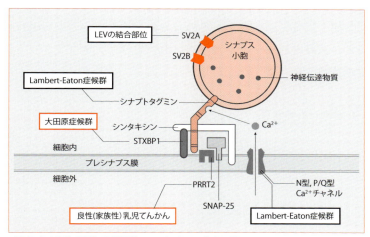

神経伝達物質放出機構のてんかん症候群

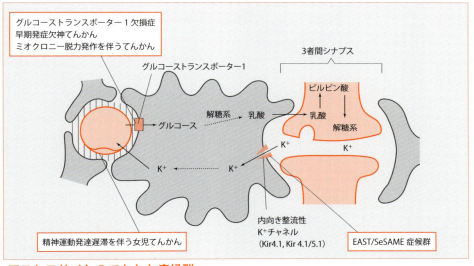

アストロサイトのてんかん症候群

序

　21世紀前半までは，てんかんに関与する遺伝子のほとんどが，神経細胞に発現するNa^+，K^+，Ca^{2+}チャネルやイオンチャネルを内蔵する$GABA_A$受容体，アセチルコリン受容体の遺伝子変異でした（イオンチャネル病）．2010年ごろから次世代シークエンサーの実用化に伴い，てんかん遺伝子の同定が相次ぐようになりました．

　現在，てんかん関連遺伝子変異は500を超えています．本書では，40余りの遺伝子を厳選して，A．イオンチャネル，B．接着因子・細胞骨格，C．神経伝達物質放出，D．細胞内情報伝達・転写因子，E．抑制性介在ニューロン，F．アストロサイトに大別し，病態・治療に絵で迫ろうと企図いたしました．

　てんかん診療・研究にかかわる多くの方々に利用していただければ幸甚です．

　丸善雄松堂の滝澤摩耶様，金濱杏実様，大竹忠様，丸善プラネットの野邉真実様には大変お世話になりました．ありがとうございました．

2017年　紅葉映える神無月

鬼頭正夫

目　次

巻頭図	2, 3
第1章　てんかん症候群遺伝子一覧とてんかん症候群ゲノムマップ	6
第2章　遺伝子変異とアミノ酸，タンパク質	11
第3章　イオンチャネルのてんかん症候群	19
第4章　シナプスのてんかん症候群	29
第5章　細胞内情報伝達・遺伝子発現のてんかん症候群	33
第6章　てんかん症候群の遺伝子変異	36
Ⅰ．遺伝子変異のてんかん症候群	36
Ⅱ．てんかん症候群の遺伝子変異・病態・治療	45

プラス

1．2010 てんかん発作およびてんかんを体系化するための用語改訂の ILAE 提案	50
2．疾患略号一覧	51
3．用語解説	52
4．診察室・研究室に一枚　てんかん症候群ゲノムマップ	54, 55
5．DNA コドンとアミノ酸・特性および遺伝子変異の種類と特徴	56
6．遺伝学史	57
文　献	58
索　引	59
巻末図（てんかん症候群と遺伝子変異との相関図）	60, 61

◆注意とお願い

1．用語

　本書の用語は 2010 年国際抗てんかん連盟の「てんかん発作およびてんかんを体系化するための用語改訂の ILAE 提案」に準じています．

　てんかん症候群以外の疾患も随時記載してあります．

　＊の用語は，プラス 3．用語解説を参照してください．

2．遺伝子・タンパク質名

　遺伝子名と，遺伝子がコードするタンパク質名との煩雑さを避けるため，遺伝子名に「タンパク質」を付加してタンパク質名の代用にしている個所があります（例：○○遺伝子タンパク質）．

3．遺伝学用語変更

　日本遺伝学会は日本人類遺伝学会と協議し，誤解・偏見につながる遺伝学用語を改訂しました（2017 年 9 月：詳細は日本遺伝学会監修・編　生物の科学　遺伝別冊 No.22 『遺伝単～遺伝学用語集　対訳付き～』（エヌ・ティー・エス）参照）．

　「優性」遺伝は「顕性」遺伝，「劣性」遺伝は「潜性」遺伝，遺伝子「変異」は遺伝子「多様性」に変更になりました．

　本書では，従来の用語を使用しています．ご了承ください．

第1章　てんかん症候群遺伝子一覧とてんかん症候群ゲノムマップ

Ⅰ，てんかん症候群遺伝子一覧

　てんかん症候群と変異部位，責任遺伝子（表1）を記載しました．てんかん症候群と遺伝子との関係を調べたいとき，本文中および他の書籍，文献などで不明な遺伝子名をみた場合は，この表から検索してください．

　巻頭図（p.2, 3），および巻末図「てんかん症候群と遺伝子変異との相関図」（p.60, 61）も参照してください．

　現在，てんかん関連遺伝子変異は500を超えています．本書では，40余りの遺伝子を厳選して，記載しました．

　遺伝子座*は，てんかん症候群ゲノムマップ（図2）を参照してください．なお，表にない遺伝子は，HGNCのサイトで検索できます．

<HGNCのサイト>
http://www.genenames.org/cgi-bin/
gene_symbol_report?hgnc_id=HGNC:4585

表1　本書に記載のある遺伝子一覧

遺伝子略号	正式名	遺伝子座	名称または概要	てんかん症候群
ARX	aristaless related homeobox	Xp21.3	抑制性介在ニューロン形成転写因子	大田原症候群 早期ミオクロニー脳症 West症候群
BRD2	bromodomain containing 2	6p21.32	遺伝子転写活性	若年ミオクロニーてんかん
CACNA1H	calcium channel, voltage-dependent, T type, alpha 1H subunit	16q13.3	電位依存性T型Ca^{2+}チャネルα1Hサブユニット	小児欠神てんかん
CACNB4	calcium channel, voltage-dependent, beta 4 subunit	2q22-23	電位依存性Ca^{2+}チャネルβ4サブユニット	若年ミオクロニーてんかん
CDKL5	cyclin dependent kinase like 5	Xp22.13	細胞内情報伝達（セリンスレオニンキナーゼ）	West症候群
CHD2	chromodomain helicase DNA binding protein 2	15q26.1	転写因子	Lennox-Gastaut症候群
CHRNA4	cholinergic receptor, nicotinic, alpha 4	20q13.2-13.3	ニコチン性アセチルコリン受容体α4サブユニット	常染色体優性夜間前頭葉てんかん
CHRNB2	cholinergic receptor, nicotinic, beta 2 (neuronal)	1q21	ニコチン性アセチルコリン受容体β2サブユニット	
CHRNA2	cholinergic receptor, nicotinic, alpha 2	8q21	ニコチン性アセチルコリン受容体α2サブユニット	
ClCN2	chloride voltage-gated channel 2	3q27.1	電位依存性Cl^-チャネル	小児欠神てんかん 若年欠神てんかん 若年ミオクロニーてんかん 全般強直間代発作のみを示すてんかん
CTLA4	cytotoxic T lymphocyte-associated protein 4	2q33.2	細胞障害性T細胞	Rasmussen症候群（脳炎）
DEPDC5	Dishevelld, Egl-10 and Pleckstrin(DEP)domain-containing protein 5	22q12.2-12.3	Gタンパク質型細胞内情報伝達を介した軸索誘導，シナプス形成	常染色体優性夜間前頭葉てんかん 多様な焦点を示す家族性焦点性てんかん
DGKD	diacylglycerol kinase delta	2q37.1	細胞内情報伝達（セカンドメッセンジャー）	Lennox-Gastaut症候群
EFHC1	EF-hand domain containing 1	6p12.2	アポトーシス誘導転写因子	若年ミオクロニーてんかん 全般強直間代発作のみを示すてんかん
ELP4	elongator acetyltransferase complex subunit 4	11p13	遺伝子転写活性	中心・側頭部棘波を示す良性てんかん（BECTS）
GABRA1	gamma-aminobutyric acid (GABA) A receptor, alpha 1	5q34-35	$GABA_A$受容体α1サブユニット	若年ミオクロニーてんかん
GABRG2	gamma-aminobutyric acid (GABA) A receptor, gamma 2	5q34	$GABA_A$受容体γ2サブユニット	熱性けいれん 熱性けいれんプラス Dravet症候群 小児欠神てんかん

遺伝子略号	正式名	遺伝子座	名称または概要	てんかん症候群
GNAO1	G protein subunit alpha o1	16q13	Gタンパク質αサブユニット	大田原症候群
GRIN2A	glutamate ionotropic receptor NMDA type subunit 2A	16p13.2	NMDA型グルタミン酸受容体α2サブユニット	中心側頭部棘波を示す良性てんかん 睡眠時持続性棘波（CSWS）を示すてんかん性脳症 Landau-Kleffner症候群 非定型良性部分てんかん
KCNJ10	potassium voltage-gated channel subfamily J member 10	1q23.2	内向き整流性K⁺チャネル（Kir4.1, Kir4.1/Kir5.1）	EAST症候群
KCNQ2	potassium voltage-gated channel, KQT-like subfamily, member 2	20q13.3	電位依存性K⁺チャネル（Mチャネル）（Kv7.2）	良性（家族性）新生児てんかん 大田原症候群
KCNQ3	potassium voltage-gated channel, KQT-like subfamily, member 3	8q24	電位依存性K⁺チャネル（Mチャネル）（Kv7.3）	良性（家族性）新生児てんかん
KCNT1	potassium sodium-activated channel subfamily T member 1	9q34.3	Na⁺依存性K⁺チャネル	常染色体優性夜間前頭葉てんかん 遊走性焦点を伴う乳児てんかん
LGI1	leucine rich glioma inactivated 1	10q23.33	接着因子LGI1タンパク質	聴覚症状を伴う常染色体優性てんかん（ADEAF）
MAGI2	membrane associated guanylate kinase, WW and PDZ domain containing 2	7q21.11	細胞骨格	West症候群
MTOR	mechanistic target of rapamycin	1p36.22	転写因子	結節性硬化症複合体
PAFAH1B1	platelet activating factor acetylhydrolase 1b regulatory subunit 1	17p13.3	分子モータータンパク質ダイニンの調節	滑脳症
PCDH19	protocadherin 19	Xq22.1	接着因子プロトカドヘリン	精神運動発達遅滞を伴う女児てんかん
PDCD1	programmed cell-death 1	2q37.3	細胞障害性T細胞	Rasmussen症候群（脳炎）
PRRT2	ploline-rich transmembrane protein 2	16p11.2	伝達物質放出タンパク質	良性（家族性）乳児てんかん
SCN1A	sodium channel, voltage-gated, type I, alpha subunit	2q24	電位依存性Na⁺チャネル，αサブユニット（Nav1.1）	熱性けいれんプラス Dravet症候群
SCN1B	sodium channel, voltage-gated, type I, beta subunit	19q13.1	電位依存性Na⁺チャネル，β1サブユニット	熱性けいれんプラス Dravet症候群
SCN2A	sodium channel, voltage-gated, type II, alpha subunit	2q23-24.3	電位依存性Na⁺チャネル，αサブユニット（Nav1.2）	大田原症候群 熱性けいれん 熱性けいれんプラス Dravet症候群
SLC2A1	solute carrier family 2 member 1	1p34.2	グルコーストランスポーター1	グルコーストランスポーター1欠損症
SPTAN1	spectrin alpha, non-erythrocytic 1	9q34.11	細胞骨格	West症候群
STXBP1	syntaxin binding protein 1	9q34.11	神経伝達物質放出タンパク質	大田原症候群
TRPV4	transient receptor potential cation channel subfamily V member 4	12q24.11	電位依存性チャネル	熱性けいれん
TBC1D24	TBC1 domain family member 24	16p13.3	Gタンパク質（GTP分解酵素）	乳児ミオクロニーてんかん
TSC1	tuberous sclerosis 1	9q34	Hamartin	結節性硬化症複合体
TSC2	tuberous sclerosis 2	16p13.3	Tuberin	片側巨脳症

II. 遺伝子と染色体との関係

　ここで，DNAと染色体の関係をみておきましょう．

　DNA二重らせんの幅は2.0 nm（2.0×10^{-9} m）．らせん1回転（1ピッチ）の長さは3.4 nm，1回転中に塩基対は10個（10 bp）あります．ヒトの体細胞1個あたりのDNAは約1.2×10^{10}個の塩基対からなります．すなわち，ヒト体細胞DNA分子の全長は約2.0 m．1染色体あたりのDNAの平均は4.3 cmとなります．

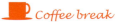 Coffee break

遺伝子の大きさ

ヒト全ゲノム解読（2003 年）の結果，ヒト全ゲノム数は約 30 億塩基対，うち 1.5％が遺伝子で，20,500 個の遺伝子から構成されることがわかりました．ヒト遺伝子 1 個あたり平均 2,200 塩基対，220 ピッチ，750nm となります．

遺伝子の偏在

遺伝子はゲノム上に偏在しています．19 番染色体は全ゲノム平均の 2 倍の密度で存在し，最も遺伝子密度が高い染色体です．一方，8，21，Y 染色体には，遺伝子砂漠＊とよばれる非遺伝子 DNA が延々と続く領域が存在します．

最も遺伝子が多い染色体は 1 番染色体で 2,968（全遺伝子 20,500 の 14.5％）．最も少ない Y 染色体は 231（1.1％）です．

ショウジョウバエの 2 倍

ヒトの遺伝子数は 20,500 個（予想では 10〜14 万個）で，ショウジョウバエの 2 倍にすぎませんでした．高等動物と他の生物との違いは，遺伝子の数の違いではなく，タンパク質の立体構造（活性をもつために重要）の多様性，翻訳後修飾＊（post-translational modification：PTM）の精巧さによるものです．

これが，図1に示すように折りたたまれて，平均5μmの染色体に圧縮されています（p.41図20も参照）．

III. てんかん症候群ゲノムマップ

本書に記載したてんかん症候群のゲノムマップを示します（図2）．

てんかん症候群の分布，染色体での位置など興味があります．1，2，16番染色体にてんかん症候群が多く認められます．反対に4，13，14，17，18，21番，およびY染色体はてんかん症候群砂漠です（注：非遺伝子DNAが続く領域は遺伝子砂漠＊：Gene desertsとよばれます：p.17参照）．

 column　　染色体分類

以前は，染色体解析技術や顕微鏡の性能の制限のため，染色体はA群（1〜3番），B群（4，5番），C群（6〜12番），D群（13〜15番），E群（16〜18番），F群（19,20番），G群（21,22番）に大別されていました．

A群はほぼ中央にセントロメアがあります．D群とG群はセントロメアが一番端にあり，短腕がないのが特徴です．

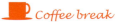 Coffee break

染色体の記載方法

セントロメア側から短腕（p），長腕（q）の端（テロメア）に向かって番地が付けられます（図2：4番染色体参照）．当初は，1〜4番程度まででしたが，その後さらに細かい分類のために，番号が増えていきました．例えば，小児欠神てんかんの責任遺伝子CACNA1Hの遺伝子座は，6q13.3です．読み方は「ろく　きゅー　いち　さん　てん　さん」となります．「じゅうさん」ではありません．6q2よりセントロメア寄りに位置することになります．

第1章　てんかん症候群遺伝子一覧とてんかん症候群ゲノムマップ　9

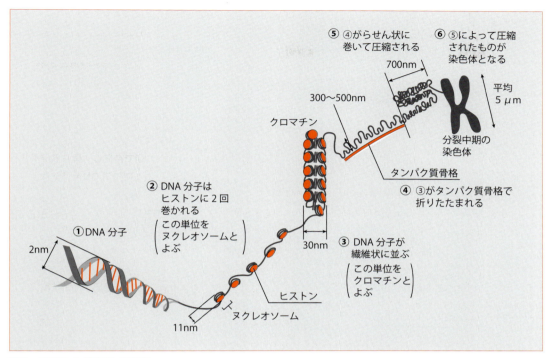

図1　DNAと染色体の関係
　DNAはヒストンに2回巻き付いて，ヌクレオソームを形成し，ヌクレオソームは数珠上に連なって繊維状構造（クロマチン繊維）を作り，これがタンパク質骨格で折りたたまれ，さらにらせん状に巻いて圧縮され，染色体を形成します．

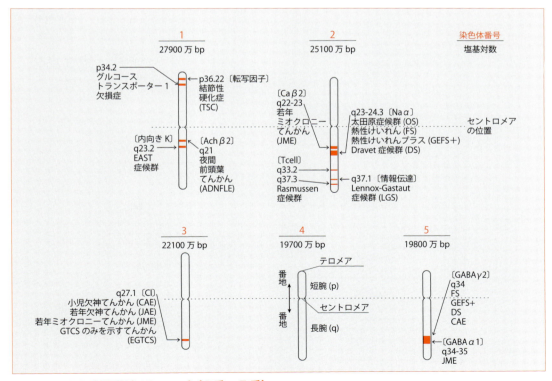

図2　てんかん症候群ゲノムマップ（1番〜5番）

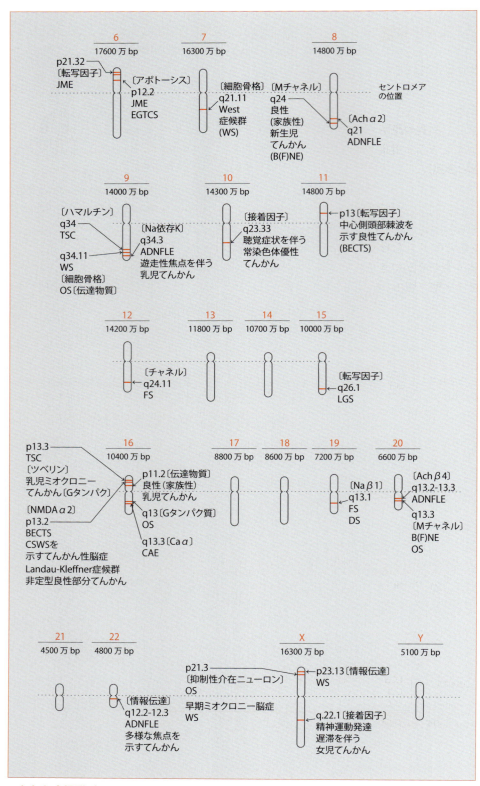

図2 てんかん症候群ゲノムマップ（6番〜22番, X, Y）

第2章　遺伝子変異とアミノ酸，タンパク質

第2章では，遺伝子変異をアミノ酸，タンパク質との関連で説明します．

説明をわかりやすくするため，DNA，アミノ酸，タンパク質の説明の後で，遺伝子変異をまとめましょう．用語解説も参照してください（p.52参照）．

I．DNAコドンとアミノ酸の対応および特性

はじめに，正常のDNAの説明です．4つの塩基が3組でコドンを形成するため，4^3で64通りの組み合わせができます．これらが，20種類のアミノ酸（図3，表2）と終始コドンに対応します．

図3のポイントは，

1. 必ずATG（メチオニン）が開始コドンになります．
2. 終始コドンはTAA，TAG，TGAの3つです．
3. 3番目の塩基は自由度があり，3番目の塩基のゆらぎ（third base wobble）とよばれます．
4. トリプトファン（Trp）を指定するのはTGGのみです．

※アミノ酸の特性は，表2，表3を参照してください．

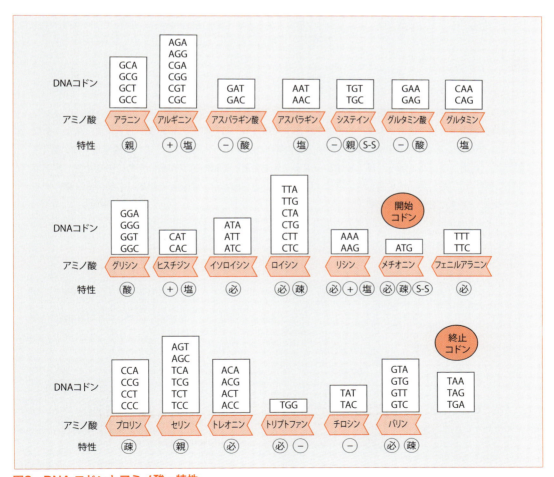

図3　DNAコドンとアミノ酸・特性

必：必須アミノ酸，＋：正電荷，－：負電荷，親：親水性，疎：疎水性，酸：酸性，塩：塩基性，S-S：S-S結合

II. アミノ酸の種類と特徴
A. アミノ酸の構造
アミノ酸は，アミノ基（-NH$_2$）とカルボキシ基（-COOH）をもつ化合物で，側鎖（R）の違いによって，20種類のアミノ酸の性質が決まります（図4）.

B. アミノ酸の種類と性質
表2に20種類のアミノ酸と特性を示しました．親水性のアミノ酸はタンパク質外側に位置し，疎水性のアミノ酸はタンパク質内側に位置します．また電荷の作用で，アミノ酸が近接したり，離れたりして立体構造を形成します．アラニン，システイン，セリンの親水性のアミノ酸（表3参照）は，イオンチャネルのイオン孔（ポア）の形成に関与します（図7a参照）．また正電荷をもつリシン，アルギニンは，電位依存性イオンチャネルの電位センサーの役割をします（p.21 column：電位センサーとゲートのオープン参照）.

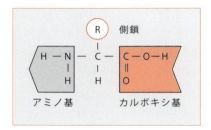

図4 アミノ酸の構造
アミノ酸は，アミノ基（-NH$_2$）とカルボキシ基（-COOH）をもつ化合物．側鎖（R）の違いによって，20種類のアミノ酸の性質が決まります．

☕ Coffee break

非必須アミノ酸は「必須」である

非必須アミノ酸は，血液脳関門（BBB）を通過できません．グルタミン酸，アスパラギン酸，グリシンは神経伝達物質として機能します．シナプス小胞に常備され，分泌に備える必要があります．また，チロシンは，チロシンキナーゼ系の細胞内代謝（p.33参照）に必須のアミノ酸です．これら機能性アミノ酸（生物活性、代謝シグナルに関与）は，食物から得る（外注生産）にはリスクが高いため，自家生産（非必須アミノ酸）し，逆に緊急性を要しないアミノ酸（栄養アミノ酸）は，食物から摂取（必須アミノ酸）するよう進化してきたと考えられます．

表2 アミノ酸の種類と特性

アミノ酸名	アラニン	アルギニン	アスパラギン酸	アスパラギン	システイン
略号	Ala	Arg	Asp	Asn	Cys
分類	非必須アミノ酸	非必須アミノ酸（成長期には必須アミノ酸）	非必須アミノ酸	非必須アミノ酸	非必須アミノ酸
構造	側鎖がメチル基（-CH$_3$）．グリシンに次いで2番目に小さなアミノ酸	脂肪族アミノ酸（炭素鎖で結合しているアミノ酸）	脂肪族アミノ酸	脂肪族アミノ酸	S（硫黄）含有
合成・分解	ピルビン酸とグルタミン酸のアミノ基から合成される	クエン酸回路で合成される．一酸化窒素（NO）の前駆体．	クエン酸回路で合成される	アスパラギン酸から合成される．アンモニアに分解される	メチオニンから合成される．グルタチオン，タウリンの前駆体．
性質	親水性	塩基性	酸性	塩基性	親水性
極性	極性なし	正電荷	負電荷	極性なし	負電荷
生体機能・疾患との関連	イオンチャネルのイオン孔（ポア）の形成．肝機能改善，アルコール分解促進，グルコース生成に必要．	ヒストンなど核タンパク質での含量が多い．電位依存性イオンチャネルの電位センサー．アルギナーゼ欠損は高アルギニン血症の原因．	興奮性神経伝達物質	水素結合を形成しやすく，αヘリックスの始点・終点，βシートのターンにみられる（タンパク質の2次構造に関与．	S-S（ジスルフィド）結合がタンパク質の3次構造を形成する．イオンチャネルのイオン孔（ポア）の形成．
その他	筋肉で酸化され，クエン酸回路に入る（運動時に必須）．甘味料に利用．	免疫系の賦活作用．	うまみ成分	アスパラガスから単離され，命名．	香料，パーマ液などに利用．ヒツジの羊毛の成分．

第2章 遺伝子変異とアミノ酸，タンパク質　13

アミノ酸名	グルタミン酸	グルタミン	グリシン	ヒスチジン	イソロイシン
略号	Glu	Gln	Gly	His	Ile
分類	非必須アミノ酸	準必須アミノ酸	非必須アミノ酸	非必須アミノ酸（成長期には必須アミノ酸）	必須アミノ酸
構造	脂肪族アミノ酸	脂肪族アミノ酸	側鎖は-Hで最も単純なアミノ酸.	芳香族アミノ酸（AAA：Aromatic Amino Acid）	分岐鎖アミノ酸（BCAA：Branched Chain Amino Acid；分枝した炭素骨格をもつ）. イソロイシンはロイシンの構造異性体.
合成・分解	クエン酸回路で合成. 代謝・吸収された過剰なアミノ酸は, グルタミン酸を介してアンモニアになる.	グルタミン酸とアンモニアから合成される.	クレアチン, ポルフィリン, プリン体（アデニン, グアニンなど）の原料.	ヒスチジンの変性でヒスタミンが合成される.	スクシニルCoA（クエン酸回路の中間体）とアセト酢酸が生成される.
性質	酸性	塩基性	弱酸性	塩基性	疎水性
極性	負電荷	極性なし	極性なし	正電荷	極性なし
生体機能・疾患との関連	興奮性神経伝達物質	興奮毒性のグルタミン酸は, グルタミンに変換される. 窒素代謝で重要. 小腸粘膜・リンパ球の主要なエネルギー源. ストレス下では, 骨格筋が崩壊し供給される.	コラーゲンに多く含まれる. αヘリックスの始点・終点, βシートのターンにみられる（タンパク質の2次構造に関与）. 抑制性神経伝達物質. グリシン開裂酵素の欠損は, 非ケトン性高グリシン血症の原因.	酵素の活性中心になる. 金属（Fe, Na, Znなど）との結合部位となる（AAAに共通の特徴）. ヘモグロビンに多く含まれる.	筋繊維の成分. アンモニアの解毒作用. mTOR活性化.
その他	小麦のグルテンから発見されて命名. グルタミン酸ナトリウムはうま味調味料.	胃炎, 胃・十二指腸潰瘍治療薬の主成分	ゼラチン（コラーゲンが熱変性した物質）から単離される. 甘味料に利用.	ギリシャ語で「組織」の意味.	肝硬変治療薬. スポーツサプリメント（BCAA）.

アミノ酸名	ロイシン	リシン	メチオニン	フェニルアラニン	プロリン
略号	Leu	Lys	Met	Phe	Pro
分類	必須アミノ酸	必須アミノ酸	必須アミノ酸	必須アミノ酸	非必須アミノ酸
構造	分岐鎖アミノ酸（BCAA）	脂肪族アミノ酸	S（硫黄）含有	芳香族アミノ酸（AAA）	環状アミノ酸
合成・分解	アセチルCoA（クエン酸回路の中間体）が生成される.	クエン酸回路で利用される. カルニチンの前駆体.	アドレナリン, クレアチニン, カルニチンの前駆体.	チロシン, ドパミン, アドレナリン, ノルアドレナリンに代謝される.	グルタミン酸から生成される.
性質	疎水性	塩基性	疎水性	―	疎水性
極性	極性なし	正電荷	極性なし	極性なし	極性なし
生体機能・疾患との関連	筋繊維の成分. 疎水結合がタンパク質の3次構造を形成する. メープルシロップ尿症の原因. mTOR活性化.	電位依存性イオンチャネルの電位センサー.	開始コドン. S-S（ジスルフィド）結合. 疎水結合がタンパク質の3次構造を形成する. コレステロール値を下げる. 活性酸素を除く.	酵素の活性中心になる. 金属（Fe, Na, Znなど）との結合部位となる. Na⁺チャネルブロッカーが結合. フェニルケトン尿症	αヘリックスの始点・終点, βシートのターンにみられる（タンパク質の2次構造に関与）. 疎水結合がタンパク質の3次構造を形成する. コラーゲン形成促進, 角質保湿作用.
その他	白色結晶（ギリシャ語leuco）から命名. 肝硬変治療薬. スポーツサプリメント（BCAA）.	毒性タンパク質のリシン（ricin）との区別に注意.	植物性タンパク質では含量が少ない（リシンも）.	アラニンの側鎖の水素原子が1つフェニル基（ベンゼン環に類似）で置き換えられた構造をもつことが名称の由来.	アルコールに溶ける唯一のアミノ酸.

アミノ酸名	セリン	トレオニン	トリプトファン	チロシン	バリン
略号	Ser	Thr	Trp	Tyr	Val
分類	非必須アミノ酸	必須アミノ酸	必須アミノ酸	非必須アミノ酸	必須アミノ酸
構造	脂肪族アミノ酸	脂肪族アミノ酸	芳香族アミノ酸（AAA）	芳香族アミノ酸（AAA）	分岐鎖アミノ酸（BCAA）
合成・分解	グリシンから合成される.	ピルビン酸に代謝され, 解糖系に入る.	セロトニン, メラトニンに代謝される.	フェニルアラニンから合成される. ドパミン, アドレナリン, ノルアドレナリンの前駆体.	スクシニルCoA（クエン酸回路の中間体）が生成される.
性質	親水性	―	―	―	疎水性
極性	極性なし	極性なし	負電荷	負電荷	極性なし
生体機能・疾患との関連	イオンチャネルのイオン孔（ポア）の形成.	動物性タンパク質に含まれる. 成長促進作用, 脂肪肝の予防, 新陳代謝の促進などの作用. 不足すると食欲不振, 貧血, 成長不良などを起こす.	酵素の活性中心になる. 金属（Fe, Na, Znなど）との結合部位となる. 不眠症, 時差ボケ, うつ病などに有効.	Na⁺チャネルブロッカーが結合. プロテインキナーゼの作用でリン酸化されるため, 細胞内情報伝達で重要.	疎水結合がタンパク質の3次構造を形成する. 鎌状赤血球症は, ヘモグロビンβ鎖6番目のグルタミン酸がバリンに置換することで発症. mTOR活性化.
その他	絹糸の成分セリシン（ラテン語sericum）から単離され, 命名.	スレオニンともよばれる. 1935年20種類のアミノ酸の中で最後に発見された.	過剰摂取で好酸球増加筋肉痛症候群を起こす.	チーズ（ギリシャ語tyri）から発見され, 命名.	肝硬変治療薬. スポーツサプリメント（BCAA）.

表3　アミノ酸の特性による分類

特性	電気的特性		親水性・疎水性		酸性・塩基性		構造		
	正電荷	負電荷	親水性	疎水性	酸性	塩基性	分岐鎖アミノ酸（BCAA）	芳香族アミノ酸（AAA）	含硫（S）アミノ酸
アミノ酸	アルギニン ヒスチジン リシン	アスパラギン酸 システイン グルタミン酸 トリプトファン チロシン	アラニン システイン セリン	イソロイシン ロイシン メチオニン プロリン バリン	アスパラギン酸 グルタミン酸	アルギニン アスパラギン グルタミン ヒスチジン リシン	ロイシン イソロイシン バリン	ヒスチジン フェニルアラニン トリプトファン チロシン	システイン メチオニン
特徴・作用	電位依存性イオンチャネルの電位センサー．	正電荷のアミノ酸と引き合う．	イオンチャネルのイオン孔（ポア）の形成．	疎水結合形成．	カルボキシ基（-COOH）を2つ有する（側鎖にカルボキシ基がある）．	アミノ基（-NH₂）を2つ有する（側鎖にアミノ基がある）．核酸，リン酸と作用．	必須アミノ酸．mTOR活性化によるタンパク質合成促進作用．	酵素の活性中心になる．金属（Fe, Na, Znなど）との結合部位となる．Na⁺チャネルブロッカー（フェニトイン，カルバマゼピン，ラモトリギンなど）が結合．	S-S結合（ジスルフィド結合）で，タンパク質の3次構造を形成．

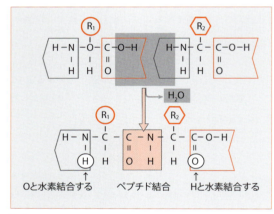

図5　アミノ酸の結合
　隣り合うアミノ酸はカルボキシ基（-COOH）とアミノ基（-NH₂）から1分子の水（H₂O）が外れてペプチド結合（-CO-NH-）で重合します．ポリペプチドのN-H基のHとC＝O基のOの間には水素結合とよばれる弱い力が働きます．

Ⅲ．タンパク質の構造

A．タンパク質の1次構造

　アミノ酸の配列を，タンパク質の1次構造とよびます．

　隣り合うアミノ酸はカルボキシ基（-COOH）とアミノ基（-NH₂）とから1分子の水（H₂O）が外れて結合します．この結合（-CO-NH-）はペプチド結合とよばれます（図5）．

　タンパク質のN末端，C末端はそれぞれアミノ基（-NH₂）のN（窒素）とカルボキシ基（-COOH）のC（炭素）をあらわします．

B．タンパク質の2次構造

　ポリペプチドのN-H基のHとC＝O基のOの間には水素結合とよばれる弱い力が働きます．そのため，タンパク質はらせん構造（αヘリックス）や，平面構造（βシート）といった繰り返し構造を作ります．グルタミン酸，アラニン，ロイシン が連続するとαヘリックスを作りやすく，イソロイシン，バリン，メチオニンが連続するとβシートを作りやすくなります．アスパラギン，グリシン，プロリンは水素結合を形成しやすく，αヘリックス

の始点・終点，βシートのターンにみられます（表2参照）．このような部分的な立体構造をタンパク質の2次構造とよびます．

C. タンパク質の3次構造

親水性のアミノ酸（アラニン，システイン，セリン）はタンパク質外側に露出し，疎水性のアミノ酸（ロイシン，メチオニン，プロリン，バリン）同士は引き合い（疎水結合：表3参照），内側に集まります．また電荷などの作用で，アミノ酸が近接したり離れたりして立体構造を形成します．さらに，硫黄（S）を含むシステイン，メチオニンはS-S結合（ジスルフィド結合：表3参照）を形成し，1次構造では離れているアミノ酸が近接します．

D. タンパク質の4次構造

タンパク質が，複数のサブユニットから構成されているとき，その全体の立体構造を4次構造とよびます．例えば，電位依存性Na^+チャネルではα，$\beta1$，$\beta2$の合計3つのサブユニットから構成されます（p.20図7b参照）．

E. 翻訳後修飾

翻訳後修飾*は，翻訳後のタンパク質が化学的に修飾されることです．リン酸，脂質などと結合し，化学的特性の変化，構造変化などでタンパク質の反応の幅が広がります．イオンチャネルのリン酸化（p.20図7b，p.33参照），ヒストンのアセチル化（p.41 column：ヒストン参照）がその例です．

IV. タンパク質の変異体と遺伝形式

遺伝子変異によりアミノ酸が置換されることで，タンパク質の立体構造が変化し，機能障害を起こすことがあります．

特にイオンチャネルのように，同一のタンパク質が会合して機能するタンパク質では，ドミナントネガティブ効果*（dominant-negative effect）とよばれる機能障害があらわれます．変異タンパク質が正常タンパク質に対して優位（ドミナントな効果）に働いて，正常タンパク質の作用を阻害する（ネガティブな効果）作用のことからこのようによばれます．複合体を構成するサブユニットのうちただ1つでも変異型が入ると，正常な機能を発揮できなくなるため，このような効果があらわれます．そのため，遺伝型*では常染色体劣性遺伝形式でも，表現型*は常染色体優性遺伝形式をとることになります．イオンチャネル病（Chanelopathy）のてんかん症候群に常染色体優性遺伝が多いのは，このドミナントネガティブ効果のためです．

さらに，ハプロ不全*（Haploinsufficiency）でも常染色体優性遺伝形式をとります．ハプロ不全は，一対の相同染色体の対立遺伝子*の一方の遺伝子の不活性化（欠失，ナンセンス変異などによる）で起こる表現型の変異のことで，遺伝子産物（タンパク質，RNAなど）が量的に不足するため発症します．もう一方の染色体（対立遺伝子）が正常にもかかわらず，常染色体優性遺伝形式をとります．

Coffee break

パーマ液とS-S結合

パーマ液は，髪の毛のタンパク質であるケラチンのS-S結合を切断し，髪の毛を柔らかくし，カールさせた状態で再結合させるための薬品です．

V. 遺伝子変異

p.56表（遺伝子変異の種類と特徴）も参照してください.

A. 一塩基置換の種類と特徴

一塩基置換は，コドンが変化してもアミノ酸が変化しない同義的（サイレント）置換と，アミノ酸が変化する非同義的置換とに大別されます.

1. 同義的（サイレント）置換

コドンの3番目の塩基に一塩基置換が起こることが多いです. 3番目の塩基のゆらぎ（third base wobble：p.11参照）により，変化したコドンが以前と同じアミノ酸を指定するためです.

時には，1番目の塩基の置換が同義的置換になることもあります. アルギニン（AGA⇔CGA, AGG⇔CGG），ロイシン（CTA⇔TTA, CTG⇔TTG）などです.

2. 非同義的置換
1）ナンセンス変異（nonsense mutation）

アミノ酸を指定していたコドンが，終止コドンに変化する一塩基置換です. タンパク質合成が途中で終了してしまうため，このタイプの変異では，ナンセンス変異によるmRNA分解*（nonsense-mediated mRNA decay：NMD；終始コドンが現れたmRNAを選択的に分解する機序）が働き，mRNAが翻訳されて短縮タンパク質を作り出すことは通常ありません.

〔Epi.〕Dravet症候群で電位依存性Na^+チャネルのナンセンス変異が報告されています（p.20図7b参照）.

2）ミスセンス変異（missense mutation）

変化したコドンが，異なるアミノ酸を指定する変異です. 2種類あります.

a. 保存的置換（conservative substitution）

あるアミノ酸が化学的性質の近いアミノ酸に置換される一塩基置換です. 新しいアミノ酸の側鎖は，以前のアミノ酸の側鎖と似た機能をもつため，タンパク質機能に及ぼす影響は小さくなります（p.17 column：アミノ酸の類似度参照）.

一塩基置換の影響を最小にするため，化学的性質が類似するアミノ酸を指定するコドン同士が似るように進化してきたと考えられます. 多くのアミノ酸は，3番目の塩基のゆらぎ（p.11参照）の影響が最小になるようにできています.

b. 非保存的置換（nonconservative substitution）

あるアミノ酸が化学的性質の似ていない別のアミノ酸に置換される一塩基置換です. タンパク質機能に及ぼす影響も大きくなります. 通常コドンの1番目や2番目の塩基置換は非保存的置換となる可能性が高くなります（p.17 column：アミノ酸の類似度参照）.

B. 塩基欠失・挿入変異の種類と特徴
1. フレームシフト

1つの塩基が欠失（deletion）または挿入（insertion）されると，本来3塩基で1つのアミノ酸をコードする遺伝暗号がずれてしまうため，それ以降のアミノ酸への翻訳がすべて変化してしまいます. この場合，どこかで終始コドン（TAA, TAG, TGA）が現れ，mRNA分解が働き，タンパク質は作られません. そのため疾患を発症することになり，フレームシフト（frameshift）とよばれます.

2. インフレームシフト

欠失・挿入する塩基の数が，3の倍数の場合は，その部分のみのアミノ酸が影響を受けるので，タンパク質全体では影響は小さくなります. これはインフレームシフト（in frameshift）とよばれます.

C. 非翻訳領域の変異の種類と特徴

1. スプライシング変異

遺伝子の翻訳領域はエクソン*（exon）にわかれており，エクソンの間にはアミノ酸に翻訳されない介在配列（イントロン*：intron）が挿入されています．DNAがmRNAに転写される際，非翻訳領域であるイントロンが切り出され，必要なエクソンがつなぎ合わされます．この過程はスプライシング（splicing）とよばれます．

エクソンが始まる直前の配列はAGで，エクソンが終了した直後の配列はGTです．このAGまたはGTの配列に変異が起こると，スプライシングの異常を起こし，エクソンが正しく接続されなくなります．この変異はスプライシング変異（splicing mutation）とよばれます．

〔Epi.〕常染色体優性夜間前頭葉てんかんは，ニコチン性アセチルコリン受容体のポアを構成する遺伝子のスプライシング変異が原因です（p.26参照）．

2. 遺伝子から離れた領域の変異

エクソンの上流には転写の調節をするプロモーターという領域が存在します．プロモーターには，転写因子が結合できる部位があり，転写因子の結合によって転写がスタートします．プロモーター領域よりさらに上流にはイニシエーターやエンハンサーとよばれる発現を調整している領域が存在します．こうした翻訳領域であるエクソンから離れた領域のゲノム変異によっても遺伝子発現に影響が出ます．さらに，翻訳領域の下流も遺伝子発現に影響を与えます．

遺伝子砂漠のDNAは「ジャンクDNA（junk DNA）」とよばれ，生物学的機能はないと考えられていました．しかし，最近の研究では，これらが遺伝子発現を制御する重要な役割を果たしていることが明らかになりつつあります．

〔Epi.〕大田原症候群，West症候群，Lennox-Gastaut症候群，中心側頭部棘波を示す良性てんかん，若年ミオクロニーてんかんは転写因子の変異が原因です（p.33参照）．

☕ Coffee break

ジストロフィノパチー

ジストロフィンのフレームシフトではDuchenne型筋ジストロフィーが，インフレームシフトではBecker型筋ジストロフィーが発症します．

エクソン*の一部を読み飛ばして（エクソンスキッピング療法），Duchenne型筋ジストロフィーをBecker型筋ジストロフィーに軽症化する核酸医薬品Exondys 51（eteplirsen®）がアメリカで承認されました．

✒ column　　アミノ酸の類似度

２つのアミノ酸の類似度は，極性（正電荷，負電荷，極性なし），酸性・塩基性，分子量，化学構造などの特性に基づいて定量化されます．最もよく似たアミノ酸は，イソロイシン⇔ロイシン，メチオニン⇔イソロイシン，メチオニン⇔ロイシンで，これらのミスセンス変異では，保存的置換となり，タンパク質機能におよぼす影響は小さくなります．反対に最も似ていないアミノ酸はトリプロファン⇔システイン，システイン⇔フェニルアラニン，ロイシン⇔システインで，これらのミスセンス変異では非保存的置換となり，タンパク質機能におよぼす影響が大きくなります．p.12 表２：アミノ酸の種類と特徴も参照してください．

しかし，第６章で詳述しますが，特にイオンチャネルの場合は，変異体のタンパク質が機能欠損型（loss-of-function）になるとは限りません．逆に構造変化が機能獲得型（gain-of-function）変異を起こし，イオンチャネルの機能亢進がてんかん発作の原因となることもあります．

☕ *Coffee break*

ダーウィンも理解できなかったメンデルの業績

　19世紀には遺伝形質は交雑とともに液体のように混ざりあっていく（混合遺伝）と考えられていました．グレゴール・ヨハン・メンデル（1822-1884年：オーストリア）は，遺伝形質は遺伝粒子（遺伝子）によって受け継がれるという粒子遺伝を提唱しました（1865年）．彼の業績が認められるには，20世紀を待たねばなりませんでした．

　チャールズ・ロバート・ダーウィン（1809-1882年：イギリス，1859年『種の起源』出版）は，キンギョソウを使い交配実験を行い，メンデルと同様の結果を得ていましたが，混合遺伝を疑問に思うことはありませんでした．

ツタンカーメンの両親

　ゲノム塩基配列中に2塩基の配列の繰り返しがみられます．頻度が高いのはシトシン（C）とアデニン（A）が交互に繰り返すCAリピートです．通常数回から数十回の繰り返しがあり，マイクロサテライトとよばれます．繰り返し数は，父・母独立に，世代を経て保存されるため，集団遺伝学，犯罪捜査などに使われます．マイクロサテライトの解析からツタンカーメンの両親が彼の兄姉だったことが証明されました．

DNAで宇宙研究

　現在宇宙物理学で最先端のテーマであるダークマター（dark matter）の観測に，DNAが使われています．ダークマターが通過するときに切断されるDNAを分析することで，ダークマターの存在，軌道，質量などを観測しようとする計画です．宇宙物理学と分子生物学が融合された例です．

第3章 イオンチャネルのてんかん症候群

第3章では，神経活動の基本であるイオンチャネルをてんかん症候群との関連を交えて説明します（図6）．

I. 電位依存性 Na^+ チャネル，電位依存性 K^+ チャネル

A. 電位依存性 Na^+ チャネル変異，電位依存性 K^+ チャネル変異のてんかん症候群

電位依存性 Na^+ チャネル変異，電位依存性 K^+ チャネル変異が報告されているてんかん症候群を表4に示しました（図6も参照）．電位依存性 K^+ チャネル変異のMチャネルはp.24で説明します．

B. 電位依存性イオンチャネルの構造

電位依存性イオンチャネルは，電位（電圧）の変化で開閉するイオンチャネルです．

電位依存性 Na^+ チャネル，電位依存性 K^+ チャネル，電位依存性 Ca^{2+} チャネルの構造は同じです．

S_1〜S_6 セグメントからなるリピート4個（4量体）からできており，中心にイオンを透過させるポア（イオン孔）が存在します（図7a）．

電位依存性イオンチャネルの遺伝子配列を2次元に展開したのが図7bです．例として Na^+ チャネルの遺伝子配列を示しました．他の成書，論文などでよくご覧になるのはこの図です．遺伝子的には巨大な α サブユニットとイオンチャネル調節機能に関与する $\beta 1$，$\beta 2$ サブユニットからなります（タンパク質の4次構造：p.15参照）．

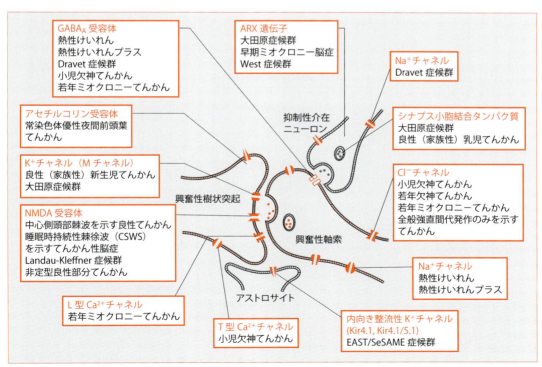

図6 イオンチャネルのてんかん症候群

表4 イオンチャネル変異とてんかん症候群（Na$^+$チャネル，K$^+$チャネル）

	てんかん症候群（検出率）	変異部位	責任遺伝子
Na$^+$チャネル	熱性けいれんプラス（10%） Dravet症候群（40-80%）	電位依存性Na$^+$チャネル，αサブユニット（Nav1.1）	SCN1A
	熱性けいれんプラス Dravet症候群	電位依存性Na$^+$チャネル，β1サブユニット	SCN1B
	大田原症候群 熱性けいれん 熱性けいれんプラス Dravet症候群	電位依存性Na$^+$チャネル，αサブユニット（Nav1.2）	SCN2A
K$^+$チャネル	良性（家族性）新生児てんかん（70%） 大田原症候群（20%）	電位依存性K$^+$チャネル（Mチャネル）（Kv7.2）	KCNQ2
	良性（家族性）新生児てんかん（70%）	電位依存性K$^+$チャネル（Mチャネル）（Kv7.3）	KCNQ3

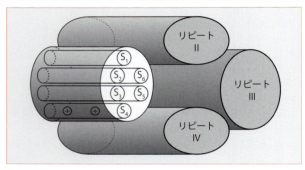

図7a 電位依存性イオンチャネルの構造

S$_1$～S$_6$セグメントからなるリピート4個（4量体）で構成され，中心にイオンを透過させるポア（イオン孔）が存在します．S$_4$セグメントが電位センサーです．

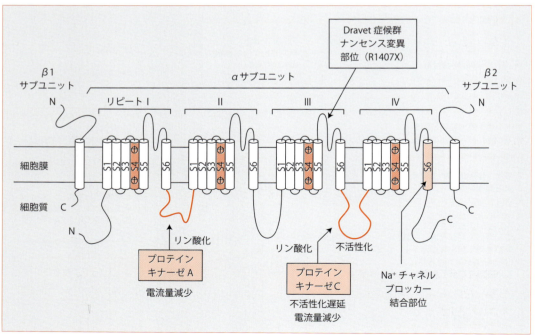

図7b 2次元展開図（Na$^+$チャネル）

リピートⅢ～Ⅳ間の細胞内ループはポアを塞ぎ，速い不活性化に関与します．リピートⅣのS$_6$セグメントの親水性の部分に，Na$^+$チャネルブロッカーが結合します．

リピートⅢ〜Ⅳ間の細胞内ループ（ゲート）はポアを塞ぎ，速い不活性化を起こします．Ball and chain modelとよばれます．この細胞内ループはプロテインキナーゼCによりリン酸化（p.33参照）され，不活性化の遅延，電流量の減少を起こします．遅い不活性化は複数のリピートが関与しています．

電位依存性K^+チャネルの不活性化のメカニズムもNa^+チャネルと同様ball and chain modelとよばれます．

リピートⅣのS_6セグメントのポアを構成する部分に存在するフェニルアラニンとチロシン（芳香族アミノ酸p.14表3参照）に，Na^+チャネルブロッカー（フェニトイン，カルバマゼピン，ラモトリギンなど）が結合します（p.28図12参照）．

リピートⅠ〜Ⅱ間の細胞内ループはプロテインキナーゼA（p.33参照）によりリン酸化され，電流量の減少を起こします．

✎ column　　電位センサーとゲートのオープン

S_4セグメントには陽性に帯電したアミノ酸（リシン，アルギニン：p.14表3参照）があり，これが電位センサーの役割をします．脱分極で細胞外が相対的にマイナスになると，陽性に帯電したアミノ酸（電位センサー）はこれに引き付けられて偏移し，イオンチャネルのゲートが開きます．

Ⅱ. 電位依存性 Ca^{2+} チャネル

A. 電位依存性 Ca^{2+} チャネル変異のてんかん症候群

電位依存性Ca^{2+}チャネル変異が報告されているてんかん症候群を表5に示しました（図6も参照）．

B. 電位依存性 Ca^{2+} チャネルの種類と特徴

電位依存性Ca^{2+}チャネルは5種類あります（表6参照）．

Ⅲ. 電位依存性 Cl^- チャネル

A. 電位依存性 Cl^- チャネル変異のてんかん症候群

電位依存性Cl^-チャネル変異が報告されているてんかん症候群を表7に示しました（図6も参照）．

B. 電位依存性 Cl^- チャネルの特徴

1つのポアを有するサブユニットが2つ会合（2量体）し，チャネルを形成するため，2つのポアをもっています（double-barreledチャネルとよばれます）．ポアは独立に開閉します．

✎ column　　Ca^{2+}は生命線

細胞内Ca^{2+}濃度は細胞外濃度よりも1万分の1以下の低い濃度に抑えられています（p.23表9参照）．細胞の生存と機能調節の生命線として，Ca^{2+}がセカンドメッセンジャー（p.35図15参照）として作用するために重要です．

表5　イオンチャネル変異とてんかん症候群（Ca²⁺チャネル）

	てんかん症候群（検出率）	名称	責任遺伝子
Ca^{2+}チャネル	小児欠神てんかん	電位依存性T型Ca^{2+}チャネルα1Hサブユニット	CACNA1H
	若年ミオクロニーてんかん	電位依存性L型Ca^{2+}チャネルα2Hサブユニット	CACNB4

表6　電位依存性 Ca²⁺チャネルの種類，機能，およびてんかん症候群との関連

Ca^{2+}チャネルタイプ	L型	N型	P/Q型	R型	T型
発現部位（中枢神経）	細胞体，樹状突起幹，シナプス前終末	シナプス前終末	シナプス前終末，小脳（Pはプリキンエ細胞の略）	小脳顆粒細胞，その他のニューロン	樹状突起
機能（中枢神経）	細胞内情報伝達（細胞の代謝調節）アポトーシス	神経伝達物質の放出		EFHC1遺伝子のアポトーシス誘導に関与 神経伝達物質の放出	EPSP（活動電位）の増強
その他の臓器での作用	骨格筋収縮，心筋収縮	ニューロンのみ（Nはニューロンの略）	中枢神経のみ		洞房結節（ペースメーカー）
てんかん症候群・疾患との関連	若年ミオクロニーてんかん	Lambert-Eaton症候群		若年ミオクロニーてんかん，全般強直間代発作のみを示すてんかん	小児欠神てんかん

通常は神経細胞の興奮性の抑制作用があります．しかし，GABA_A受容体のように細胞内外Cl⁻濃度差に応じて，抑制性にも興奮性にも作用します．

電位依存性Cl⁻チャネル2（ClCN2：chloride voltage-gated channel 2）欠損マウスでは髄鞘形成障害が起こります（p.38表19，p.47表31参照）．

表7　イオンチャネル変異とてんかん症候群（Cl⁻チャネル）

	てんかん症候群（検出率）	変異部位	責任遺伝子
Cl⁻チャネル	小児欠神てんかん 若年欠神てんかん 若年ミオクロニーてんかん 全般強直間代発作のみを示すてんかん	電位依存性Cl⁻チャネル2	CLCN2

表8　イオンチャネル変異とてんかん症候群（GABA_A受容体）

	てんかん症候群	変異部位	責任遺伝子
GABA_A受容体	若年ミオクロニーてんかん 小児欠神てんかん	GABA_A受容体α1サブユニット	GABRA1
	熱性けいれん 熱性けいれんプラス Dravet症候群 小児欠神てんかん	GABA_A受容体γ2サブユニット	GABRG2

IV. GABA_A 受容体

ここからは、神経伝達物質結合型受容体チャネルについて説明します。神経伝達物質結合型受容体とイオンチャネルがカップリングしています。神経伝達物質が受容体に結合するとイオンチャネルが開きます。

A. GABA_A 受容体のてんかん症候群

GABA_A 受容体変異が報告されているてんかん症候群を表8に示しました（図6も参照）。

B. GABA_A 受容体の構造

GABA_A 受容体は5量体です。αサブユニットにGABA，βサブユニットにフェノバルビタール，γサブユニットにベンゾジアゼピン系が結合し，各サブユニットは4つの膜貫通部位（TM_{1-4}）から構成され，TM_2の親水性の部分（アラニン，システイン，セリン：p.14 表3参照）を内側にして配列し，中心にポア（イオン孔）を形成します（図8参照）。

てんかん症候群への関与の詳細は第6章 1. 遺伝子変異のてんかん症候群（p.38 column）を参照してください。

C. GABA_A 受容体電流の特徴

Cl^-の平衡電位（-85mV）と静止膜電位（-60～-70mV）はほぼ等しいので，細胞内外のCl^-の濃度差により流れる方向が変わります（表9参照）。通常はCl^-が細胞内へ流入し，神経細胞は過分極します。

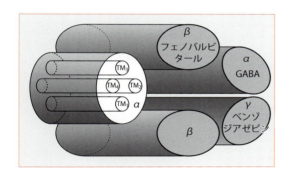

図8　GABA_A 受容体の構造

5サブユニットでチャネルを構成します。αサブユニットにGABA，βサブユニットにフェノバルビタール，γサブユニットにベンゾジアゼピン系が結合します。

各サブユニットは，4つの膜貫通部位（TM_{1-4}）から構成され，TM_2の親水性の部分を内側にして配列し，中心にポア（イオン孔）を形成します。

表9　ニューロンのイオン濃度勾配と平衡電位

イオンの種類	細胞内液 濃度 (mM)	細胞外液 濃度 (mM)	平衡電位 (mV)
Na^+	18	150	+55
K^+	135	3	-85
Ca^{2+}	0.0001	1.2	+125
Cl^-	7	120	-85

column　GABAは環境で抑制性にも興奮性にもなる

NKCC1（Na$^+$, K$^+$, Cl$^-$共輸送体1：Na-K-Cl cotransporters 1）はNa$^+$, K$^+$, Cl$^-$を細胞内に流入させる輸送体です．KCC2（K$^+$, Cl$^-$共輸送体2：K-Cl cotransporters 2）は，K$^+$, Cl$^-$を細胞外へ排出する輸送体です．胎児期はNKCC1が優位で，生後，KCC2が優位になります．周生期は，GABA・グリシンは抑制性伝達物質として機能しません．良性（家族性）新生児てんかんの発症時期に影響します．また非ケトン性高グリシン血症の発症時期，興奮性症状の原因になります（p.12 表2 参照）．

一方，樹状突起の末端部分でもNKCC1の発現が優位で，細胞内Cl$^-$濃度が高いため，GABAで脱分極を起こすことがあります．樹状突起の興奮・抑制を考える上で重要です（p.38 表18, p.47 表31 参照）．

NKCC1阻害薬が商品化の可能性があります（p.46 表29, p.47 表31 参照）．

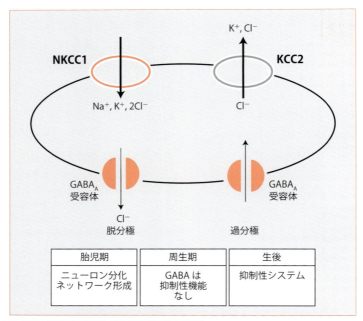

図9　NKCC1, KCC2の発現時期とGABA機能の変化

column　MチャネルとGABA

ムスカリン性アセチルコリン受容体（p.34 参照）で制御されるMチャネル（電位依存性K$^+$チャネルの一種：MはmuscarinicのM）は，軸索初節，シナプス後膜に存在し，Na$^+$電流の発生を抑制します．GABAが抑制性機能をもたない（p.24 column 参照）周生期の重要な抑制性チャネルです．

※Mチャネル変異は，良性（家族性）新生児てんかんの責任遺伝子です（p.37 表17, p.45 表27 参照）．

V. ニコチン性アセチルコリン受容体

A. ニコチン性アセチルコリン受容体変異のてんかん症候群

ニコチン性アセチルコリン受容体変異が報告されているてんかん症候群を表10に示しました．図6も参照．

B. ニコチン性アセチルコリン受容体の機能

アセチルコリンは，Mチャネル（p.24 column：MチャネルとGABA参照）を抑制し，遅いEPSP*を発生します．グルタミン酸による速いEPSP単独の興奮作用にアセチルコリンの遅いEPSPが加わると増強されて，連続発火*を起こします（図10参照）．

表10 イオンチャネル変異とてんかん症候群（ニコチン性アセチルコリン受容体）

	てんかん症候群（検出率）	変異部位	責任遺伝子
ニコチン性アセチルコリン受容体	常染色体優性夜間前頭葉てんかん（10-20%）	ニコチン性アセチルコリン受容体α4サブユニット	CHRNA4
		ニコチン性アセチルコリン受容体β2サブユニット	CHRNB2
		ニコチン性アセチルコリン受容体α2サブユニット	CHRNA2

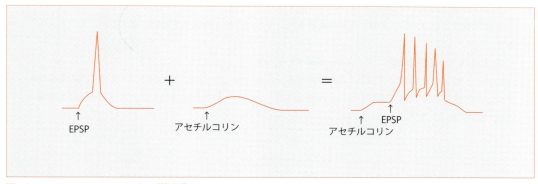

図10 アセチルコリンによる増強作用
グルタミン酸による速いEPSP単独の興奮作用に，アセチルコリンの遅いEPSPが加わると増強されて，連続発火を起こします．

VI. グルタミン酸受容体

A. グルタミン酸受容体変異のてんかん症候群

グルタミン酸受容体変異が報告されているてんかん症候群を表11に示しました（図6参照）．

B. グルタミン酸受容体の構造，電流の特徴

NMDA（N-metyl-D-aspartate）受容体とAMPA（α-amino-3-hydroxy-5-methyl-4-isoxazole propionic acid）／カイニン酸受容体があり，いずれも4量体です．

グルタミン酸がAMPA／カイニン酸受容体に結合すると，Na^+が流入しEPSP*が発生します．グルタミン酸が大量に放出されると，NMDA受容体も活性化され，Ca^{2+}が流入します．

〔Epi.〕Rasmussen症候群（脳炎）では細胞障害性T細胞（cytotoxic T lymphocyte）感受性亢進変異により産生される抗AMPA受容体抗体（抗GluR3抗体）が発症および病状の進行に関与しています（p.49 表34参照）．

C. グルタミン酸興奮毒性によるアポトーシス

グルタミン酸は，興奮毒性（glutamate excitotoxicity）があるため，アストロサイトが興奮性シナプスを取り囲んでいます（3者間シナプスとよばれます：図11参照）.

グルタミン酸が大量に放出されるてんかん発作重積などでは，NMDA受容体，L型Ca^{2+}チャネル（p.22表6参照）からCa^{2+}が大量に流入し，神経細胞のアポトーシス（apoptosis）を招きます（column：Ca^{2+}とアポトーシス，p.38表18参照）.

表11　イオンチャネル変異とてんかん症候群（NMDA受容体）

	てんかん症候群（検出率）	変異部位	責任遺伝子
NMDA受容体	中心側頭部棘波を示す良性てんかん（5%） 睡眠時持続性棘徐波（CSWS）を示すてんかん性脳症 Landau-Kleffner症候群 非定型良性部分てんかん	NMDA型グルタミン酸受容体α2サブユニット	GRIN2A

✎column　Ca^{2+}とアポトーシス

> NMDA受容体からのCa^{2+}流入が関与する2つのアポトーシスの系について説明します.
> 1. 活性酸素（reactive oxygen species:ROS）産生系
> 活性酸素がミトコンドリアで，大量に産生され，タンパク質・遺伝子を障害してアポトーシスをきたします.
> 2. カスパーゼ（caspase：タンパク分解酵素）活性系
> カスパーゼにより活性化されたDNA分解酵素（caspase-activated DNase:CAD）がDNAを破壊します. 細胞傷害性T細胞が放出するGranzymeBは，カスパーゼを直接活性化し，アポトーシスを誘導します（p.49表34参照）.

Ⅶ. アストロサイト

ここで，グルタミン酸，GABAとの関連があり，てんかん発作でも注目されるアストロサイトについて触れておきましょう.

A. アストロサイト変異のてんかん症候群

アストロサイト変異が報告されているてんかん症候群を表12，図11に示しました.

B. 血液関門（blood-brain barrier:BBB）の形成

グリアは血液脳関門（blood-brain barrier：BBB）を形成します.

〔Epi.〕BBB構成タンパク質である接着因子プロトカドヘリンは精神運動発達遅滞を伴う女児てんかんの責任遺伝子です（p.44表26，p.48表32参照）.

C. 神経細胞へのグルコース供給

血管から取り込まれたグルコースは乳酸まで解糖され，神経細胞に供給されます.

表12 アストロサイト変異とてんかん症候群

	てんかん症候群（検出率）	名称	責任遺伝子
アストロサイト	EAST症候群/SeSAME症候群	内向き整流性K$^+$チャネル Kir4.1, Kir4.1/5.1	KCNJ10
	グルコーストランスポーター1欠損症 早期発症欠神てんかん ミオクロニー脱力（失立）発作を伴うてんかん（5%）	GLUT1(glucose transporter type 1)	SLC2A1
	精神運動発達遅滞を伴う女児てんかん	接着因子プロトカドヘリン	PCDH19

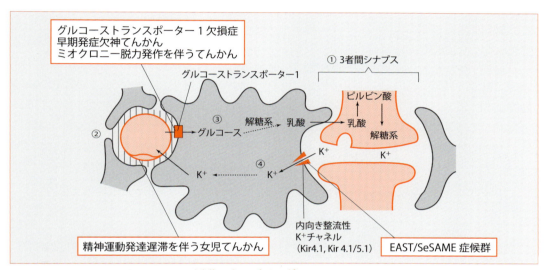

図11 アストロサイトとニューロン活動のカップリング
①シナプス周囲を取り囲み，グルタミン酸の拡散を防ぐ（3者間シナプス）
②血液脳関門の形成
③ニューロンにエネルギーを供給
④細胞外のK$^+$取り込み機能

D. シナプス間隙のイオン濃度の調節（spacial buffering）

1. 興奮性シナプスにおけるK$^+$濃度の調節

てんかん発作により大量のK$^+$が細胞外に流出すると，細胞内外でK$^+$濃度差が縮小し，膜電位が上昇し，神経細胞の興奮性が亢進します．細胞外K$^+$取り込みによる細胞外K$^+$濃度低下作用がアストロサイトの重要な機能です．アストロサイトのK$^+$取り込みは，グルタミン酸の取り込みと共役しています．

K$^+$取り込みに関与するのが，内向き整流性K$^+$チャネル（inward rectifying K$^+$ chnnel）の一種Kir4.1, Kir4.1/5.1です（p.34 column：GIRKチャネル参照）．

2. 抑制性シナプスにおけるCl$^-$濃度の調節

てんかん発作では，GABAの大量放出に伴い，シナプス後細胞では大量のCl$^-$が流入し，一方，シナプス間隙のCl$^-$濃度は低下し，Cl$^-$濃度勾配の逆転が起こります．このGABA興奮作用（Cl$^-$ホメオダイナミクスとよばれます）により，さらに神経活動が過剰になるという悪循環に陥ります（p.24参照）．アストロサイトは，GABA放出に応答し，シナプス間

隙にCl⁻を補充することで，てんかん発作を予防します．

Ⅷ．抗てんかん薬の作用機序

主にイオンチャネルに作用する抗てんかん薬の作用機序をみておきましょう（図12参照）．現在市販されている抗てんかん薬は，レベチラセタム以外はイオンチャネルに作用します．

遺伝子変異と相関しているのは，小児欠神てんかんに対するT型Ca^{2+}チャネル作用薬（ZNS, ESM, VPA），および良性（家族性）新生児てんかんに対するMチャネル作用薬（Retigabine）のみです．良性（家族性）乳児てんかん，大田原症候群に対するシナプス小胞活性（LEV, Bribaracetam）が有効である可能性があります．

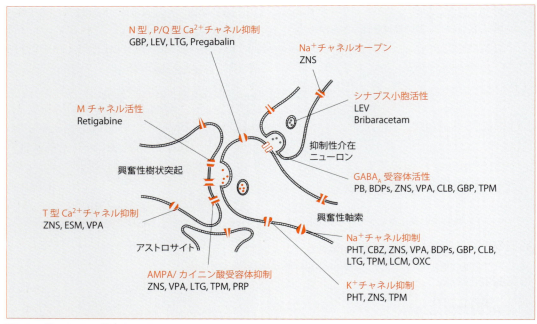

図12　抗てんかん薬の作用機序
　　フルスペルは，治験（申請）中

抗てんかん薬を使い分ける場合は，イオンチャネルの種類に応じて使う方法と，作用部位に応じて使う方法があります．軸索，シナプス前膜，シナプス後膜，樹状突起，抑制性介在ニューロンに分けて考えると分かりやすいと思います．

第4章　シナプスのてんかん症候群

　第4章では，シナプスの構造，神経伝達物質の放出機構などを，てんかん症候群との関連を交えて説明します.

I. シナプスの足場タンパク質，接着因子，細胞骨格

　シナプスでは，神経伝達物質と受容体とが正しい組み合わせで向かい合っており，驚くほど厳密に制御されています. シナプス前膜とシナプス後膜の正常な位置関係を保っているのが，足場タンパク質，接着因子，細胞骨格です.

A. 接着因子・細胞骨格変異のてんかん症候群

　接着因子，細胞骨格変異が報告されているてんかん症候群を表13，図13に示しました.

B. 足場タンパク質

　細胞の脂質二重層はゲル状になっており，イオンチャネルなどはかなり自由に，細胞膜上を移動しています（ブラウン運動）. 受容体などは，神経伝達物質を受容するために，シナプス後膜に集中して存在する必要があります. 足場タンパク質とよばれる一群のタンパ

ク質が受容体と結合して，シナプス後膜に固定しています.

C. 接着因子

1. 抗てんかんタンパク質複合体

　LGI1タンパク質はシナプスから分泌される分泌タンパク質で，受容体タンパク質（ADAM22，ADAM23：a disintegrin and metalloprotease）に結合し，抗てんかんタンパク質複合体を形成し，シナプス前細胞とシナプス後細胞をつなぎとめ，シナプスの構造を正常に保っています.

　LGI1ノックアウトマウス（特定の遺伝子が機能しなくなるよう遺伝子操作したマウス）では，致死性のてんかん発作を起こします.

2. カドヘリン

　カドヘリン（Cadherin）は代表的な接着因子です. 機能発現にCa^{2+}を必要とし，カルシウム（calcium）と接着（adhere）から命名されました.

　〔Epi.〕カドヘリンスーパーファミリーの1つプロトカドヘリン（PCDH19）変異は精神運動発達遅滞を伴う女児てんかんを起こします.

表13　接着因子・細胞骨格変異とてんかん症候群

	てんかん症候群（検出率）	変異部位	責任遺伝子
1. 接着因子	聴覚症状を伴う常染色体優性てんかん（50%）	LGI1タンパク質	LGI1
	精神運動発達遅滞を伴う女児てんかん	プロトカドヘリン	PCDH19
2. 細胞骨格	大脳白質髄鞘低形成を示す早期発症West症候群	$\alpha2$スペクトリン	SPTAN1
	West症候群	MAGI2タンパク質	MAGI2

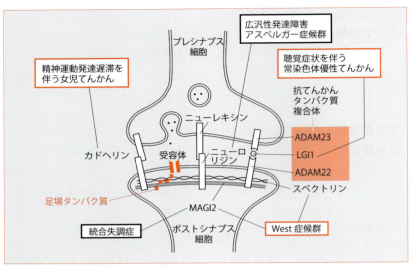

図13 足場タンパク質・接着因子・細胞骨格
接着因子はシナプス構造を補強し，細胞骨格は足場タンパク質，接着因子を固定します．

3. ニューレキシン，ニューロリジン

プレシナプスを貫通するニューレキシンと，ポストシナプスを貫通するニューロリジンが結合し，シナプスの橋渡しをしています．

D. 細胞骨格

足場タンパク質や接着因子の束ね役が，スペクトリン（spectrin），MAGI2（membrane-associated guanylate kinase inverted-2）などの細胞骨格（cytoskeleton）です．

E. シナプスの輸送

微小管は細胞骨格の1つでレール状を成しており，分子モータータンパク質キネシンおよびダイニンが微小管上を移動して，シナプスを正しい位置に輸送します．接着因子はプレシナプスとポストシナプスを正常な位置関係で固定します．

☕ *Coffee break*

Adam's Apple
ADAM22とADAM23に挟まれたLGI1は，さながらAdam's Appleですね．

広汎性発達障害，アスペルガー症候群
ニューロリジンの変異は，広汎性発達障害，アスペルガー症候群の原因です．

エンスト
PAFAH1B1遺伝子（旧名称LIS1）はダイニンを介して抑制性介在ニューロンのシナプスの輸送・配置を調節しており，この遺伝子の変異は滑脳症を起こします．

II. 神経伝達物質の放出機構

神経伝達物質の放出機構について，てんかんに関係するタンパク質を中心に説明します．

A. 神経伝達物質放出遺伝子変異のてんかん症候群

神経伝達物質放出遺伝子変異が報告されているてんかん症候群を表14，図14に示しました．

B. プレシナプス膜・シナプス小胞の構造

1. プレシナプス膜上のタンパク質複合体

シンタキシン，STXBP1，PRRT2，SNAP25（synaptosomal-associated protein 25）．さらにN型，P/Q型 Ca^{2+} チャネルが複合体を形成しています．

2. シナプス小胞に関連するタンパク質

シナプトタグミンは，Ca^{2+} 結合部位をもつ小胞膜タンパク質です．

表14 神経伝達物質放出変異とてんかん症候群

	てんかん症候群（検出率）	変異部位	責任遺伝子
神経伝達物質放出変異	大田原症候群（30％）	STXBP1タンパク質	STXBP1
	良性（家族性）乳児てんかん（70％）	PRRT2タンパク質	PRRT2

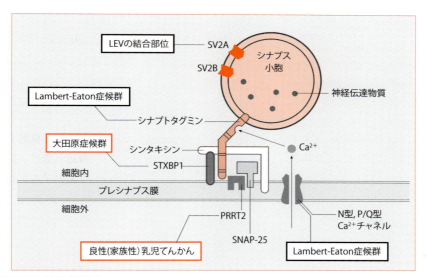

図14 神経伝達物質放出機構

電位依存性 Ca^{2+} チャネルから流入した Ca^{2+} はシナプトタグミンと結合し，タンパク質複合体の変化を引き起こし，シナプス小胞膜とプレシナプス膜はΩ型の膜融合を行い，シナプス小胞内の神経伝達物質が放出されます．

SV2A, SV2B

　シナプス小胞タンパク質の SV2A，SV2B（synaptic vesicle glycoprotein 2A，2B）は抗てんかん薬レベチラセタム（LEV）の結合部位です．
　SV2A，SV2B ノックアウトマウス（p.29 既述）ではてんかん発作が惹起され，特に SV2A はてんかん原性との関連でも注目されています．

C. 神経伝達物質放出機構

　軸索終末部に活動電位が到着すると，プレシナプス膜上の電位依存性 N 型，P/Q 型 Ca^{2+} チャネル（p.22 表6参照）が活性され，終末部に Ca^{2+} が流入します．Ca^{2+} はシナプトタグミンと結合し，開口放出過程が開始し，プレシナプス膜上のタンパク質複合体の変化を引き起こし，シナプス小胞膜とプレシナプス膜はΩ型の膜融合を行い，シナプス小胞内の神経伝達物質は，シナプス間隙に放出されます．この間約 0.2 秒です．

 Coffee break

Lambert-Eaton 症候群
　Lambert-Eaton 症候群は，抗体が N 型，P/Q 型 Ca^{2+} チャネル，およびシナプトタグミンの機能を阻害するため，アセチルコリンの遊離が減少し，起こります．

シナプスの語源
　シナプスはギリシャ語の「接続する」が語源です．synapse=syn（一緒にする）＋ apiros（離れているもの：ニューロン）という意味です．

第5章　細胞内情報伝達・遺伝子発現のてんかん症候群

　第5章では，細胞内情報伝達機構とイオンチャネル，および遺伝子発現機構をてんかん症候群との関連を交えて説明します．

I. 細胞内情報伝達・遺伝子発現

A. 細胞内情報伝達変異，転写因子変異のてんかん症候群

　細胞内情報伝達変異，転写因子変異が報告されているてんかん症候群を表15，図15に示しました．

B. Gタンパク質と細胞内情報伝達・遺伝子転写

　神経伝達物質がGタンパク質共役型受容体（G protein-coupled receptor）に結合すると，Gタンパク質が活性化されます．Gタンパク質は3量体で，活性化されるとαサブユニットとβ・γサブユニット（2量体で作用）に分かれます．αサブユニットはGs型，Gq型，Gi/o型の3つに大別されます．どのタイプのαサブユニットかで，細胞内応答が変わってきます．順にみていきましょう．

1. Gs型サブユニット

　Gs（stimulate）型αサブユニットはセカンドメッセンジャーを介して，プロテインキナーゼ（Protein kinase：タンパク質リン酸化酵素）Aを活性化します．プロテインキナーゼA（PKA）はタンパク質をリン酸化し，活性化します．活性化されたタンパク質は，細胞機能・代謝を亢進します．また，N型，P/Q型Ca^{2+}チャネルなども活性化され，神経伝達物質の放出が増加します．

　PKAは，サイクリックAMP（cAMP）を介して転写因子[*]にも作用して，細胞の増殖・分化（シナプス形成，軸索・樹状突起の伸展など），アポトーシスなどにかかわります．

2. Gq型サブユニット

　Gq型αサブユニットはセカンドメッセンジャーを介して，プロテインキナーゼC（PKC），Ca^{2+}/カルモジュリン依存性キナーゼⅡ（Ca^{2+}/calmodulin-dependent Kinase Ⅱ：CaMK Ⅱ）を活性化します．

　PKCで活性化（リン酸化）されたタンパク質は，細胞機能・代謝を亢進します．また，

表15　細胞内情報伝達・転写因子変異とてんかん症候群

	てんかん症候群（検出率）	変異部位	責任遺伝子
1. 細胞内情報伝達	大田原症候群	Gタンパク質αサブユニット	GNAO1
	West症候群	セリンスレオニンキナーゼ	CDKL5
	乳児ミオクロニーてんかん	Gタンパク質（GTP分解酵素）	TBC1D24
	Lennox-Gastaut症候群	セカンドメッセンジャー（ジアシルグリセロールキナーゼ）	DGKD
	常染色体優性夜間前頭葉てんかん（10%）多様な焦点を示す家族性焦点性てんかん	DEPDC5タンパク質	DEPDC5
2. 転写因子	大田原症候群	ホメオボックス遺伝子	ARX
	中心側頭部棘波を示す良性てんかん（5%）	Elongatorタンパク質	ELP4
	若年ミオクロニーてんかん	BRD2タンパク質	BRD2
	若年ミオクロニーてんかん（10%）全般強直間代発作のみを示すてんかん	EFHC1タンパク質	EFHC1
	結節性硬化症複合体	TSC1/TSC2複合体	TSC1/TSC2
3. K^+チャネル	常染色体優性夜間前頭葉てんかん（10%）遊走性焦点を伴う乳児てんかん（50%）	Na^+依存性K^+チャネル	KCNT1

Na$^+$依存性K$^+$チャネル（下記column参照）も活性化されます.

CaMK II もcAMPを介し転写因子に作用して，細胞の増殖・分化，アポトーシスにかかわります.

ムスカリン性アセチルコリン受容体（p.24 column参照）とカップリングするGタンパク質はGq型サブユニットです.

3. Gi/o型サブユニット

Gi（inhibit）/o型αサブユニットは，Gs型サブユニットと逆の生化学反応が進みます.すなわち，PKAの活性は抑制され，N型，P/Q型Ca^{2+}チャネルなどを抑制し，神経伝達物質の放出が低下します.またGi/o型αサブユニットに結合するβ・γサブユニットはGIRKチャネル（下記column参照）を直接活性化して神経細胞の興奮性を抑制します.

Gi/o型サブユニットはGs型，Gq型サブユニットに比べ，はるかに多いため，細胞膜の興奮性，代謝活性，伝達物質放出などの細胞活動は基本的には安定化されています.

GABA$_B$受容体とカップリングするGタンパク質はGi/o型サブユニットです.

PKA，PKC，CaMK II を合わせて，セリンスレオニンキナーゼとよびます.

🖋 *column*　Na$^+$依存性K$^+$チャネル

Na$^+$依存性K$^+$チャネル（sodium-gated potassium channel complex）は，KCNT1サブユニットとKCNT2サブユニットが4つ会合（4量体）したイオンチャネルです.膜電位と細胞内Na$^+$濃度を感知します.Gタンパク質を介したPKCに活性が制御されます（図15参照）.KCNT1のC末端はPKCなど細胞内情報伝達経路に関与する細胞質タンパク質と相互作用（翻訳後修飾*）する独特の特性をもっています.そのため，Na$^+$依存性K$^+$チャネルは細胞機能・代謝機能にも作用します.

🖋 *column*　GIRKチャネル（Gタンパク質活性内向き整流性K$^+$チャネル：G protein-activated inward rectifying K$^+$ chnnel）

Gタンパク質を介した細胞内情報伝達で生成されるβ・γサブユニットで直接活性化されるK$^+$チャネルです.GABA$_B$受容体と共役し，IPSP*を担っています.

アストロサイトに存在し，K$^+$取り込みに関与するKir4.1，Kir4.1/5.1チャネル（p.27参照）と同じ内向き整流性K$^+$チャネルファミリーの一つです.

内向き整流性K$^+$チャネルは4量体で，各サブユニットは，2つの膜貫通部位（TM1，TM2）から構成され，TM2の親水性の部分を内側にして配列し，中心にポア（イオン孔）を形成します.主としてK$^+$の平衡電位（−85 m V：p.23 表9参照）以下の電位で開きます.

内向き整流性K$^+$チャネルの最大の特徴は，濃度差に逆行して，内側方向への整流作用を持つことです.細胞内Mg$^+$が内側からブロックするため，K$^+$は外向きに流れることができません（p.35 図15参照）.

第5章　細胞内情報伝達・遺伝子発現のてんかん症候群　35

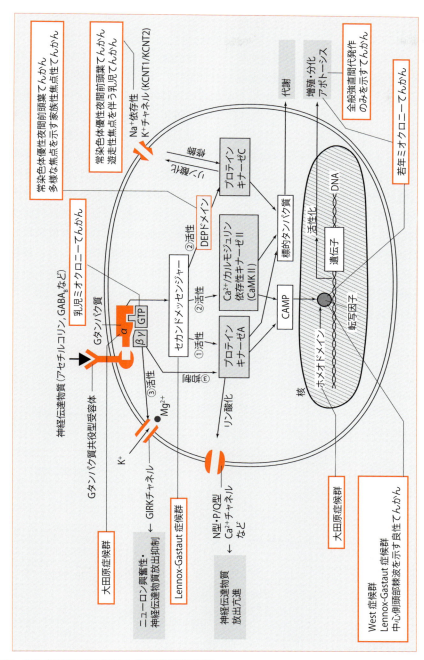

図15　Gタンパク質共役型受容体と細胞内情報伝達

　Gタンパク質共役型受容体に神経伝達物質が結合すると，Gタンパク質は活性化され，αサブユニットと，β・γサブユニット（2量体）に分かれます．αサブユニットが①Gs型の場合はプロテインキナーゼAを活性化し，②Gq型の場合はプロテインキナーゼCを活性化し，③Gi/o型の場合はプロテインキナーゼAの活性を抑制します．またβ・γサブユニットがGIRKチャネルを活性化します．

　プロテインキナーゼA・C，Ca^{2+}/カルモジュリン依存性キナーゼII（CaMK II）を合わせて，セリンスレオニンキナーゼとよびます．

第6章 てんかん症候群の遺伝子変異

第6章では，第3～5章でみてきた神経機構とてんかん症候群の病態・治療との関係をみていきましょう．

I. 遺伝子変異のてんかん症候群

遺伝子変異のあるてんかん症候群の病態を考察してみましょう．

これまでに約500のてんかん遺伝子変異が発見されていますが，A．イオンチャネル，B．接着因子・細胞骨格，C．神経伝達物質放出，D．細胞内情報伝達・転写因子，E．抑制性介在ニューロン，F．アストロサイトの変異に大別されます（巻頭図参照）．

遺伝子変異を考える場合，1.遺伝子発現（制御機構）の異常，2.タンパク質の変異体生成，3.タンパク質の機能調節機構の異常，4.タンパク質の（細胞膜などへの）細胞内輸送機能の障害，5.細胞膜上での局在制御機構の異常などを考慮する必要があります．

また，神経系の遺伝子変異では，遺伝子がコードするタンパク質が機能獲得型（gain-of-function）か機能欠損型（loss-of-function）か，またその変異タンパク質が興奮性神経細胞か抑制性神経細胞のいずれに発現しているかにより，病態の解釈がまったく変わってしまいます．まだ十分に解明されていない部分もありますが，現在の情報から，考察してみましょう．

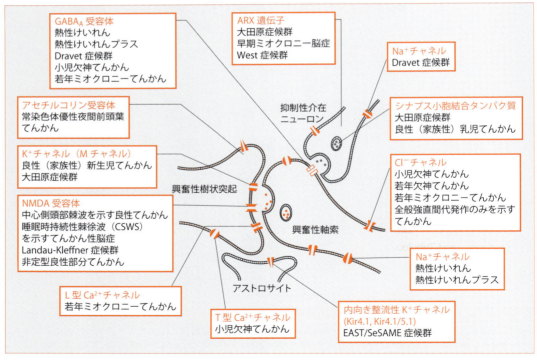

図16　イオンチャネルのてんかん症候群

A. イオンチャネル変異のてんかん症候群

イオンチャネル病は，素因性てんかんに分類されます．てんかん症候群のイオンチャネル病は16疾患で，12種類のイオンチャネルが関与しています．順にみていきましょう．

表16　イオンチャネル変異とてんかん症候群（Na⁺チャネル）

	変異部位	てんかん症候群（検出率）	変異の特徴	責任遺伝子
Na⁺チャネル	電位依存性Na⁺チャネル，αサブユニット（Nav1.1）	熱性けいれんプラス（10%）Dravet症候群（40〜80%）	GEFS+は電位依存性Na⁺チャネルの機能獲得型変異による興奮性亢進，Dravet症候群は抑制性介在ニューロン軸索上の電位依存性Na⁺チャネル機能喪失型変異による抑制機能低下．	SCN1A
	電位依存性Na⁺チャネル，β1サブユニット	熱性けいれんプラスDravet症候群		SCN1B
	電位依存性Na⁺チャネル，αサブユニット（Nav1.2）	大田原症候群熱性けいれん熱性けいれんプラスDravet症候群	通常の大田原症候群より発症年齢は早く（生後4日），てんかん発作・発達予後も重度．抑制性ニューロンの電位依存性Na⁺チャネル変異はより重症になる傾向がある．	SCN2A

表17　イオンチャネル変異とてんかん症候群（K⁺チャネル）

	変異部位	てんかん症候群（検出率）	変異の特徴	責任遺伝子
K⁺チャネル	電位依存性K⁺チャネル（Mチャネル）（Kv7.2）	良性（家族性）新生児てんかん（70%）大田原症候群（20%）	K⁺電流の減少による興奮性亢進がてんかん発作を起こす．遺伝子変異導入マウスでは，抑制性介在ニューロンのMチャネル変異がGABA放出を増加し，興奮性が亢進する（p.24 column参照）．	KCNQ2
	電位依存性K⁺チャネル（Mチャネル）（Kv7.3）	良性（家族性）新生児てんかん（70%）		KCNQ3
	Na⁺依存性K⁺チャネル	常染色体優性夜間前頭葉てんかん（10%）遊走性焦点を伴う乳児てんかん（50%）	変異チャネルでは立体構造の変化が，プロテインキナーゼCによるリン酸化と同じ効果をもたらす（機能獲得型変異）．K⁺透過性が亢進し，再分極が早まり，活動電位の発火頻度が増加し興奮性が高まる．また，変異チャネルはプロテインキナーゼCを修飾し，細胞内代謝に影響する．KCNT1遺伝子変異を認めた家系は，発症年齢が低く，治療抵抗性を示し，重症になる傾向がある．細胞実験では，キニジンがイオンチャネルの機能を抑制する．	KCNT1
	内向き整流性K⁺チャネル（Kir4.1，Kir4.1/5.1）	EAST症候群	p.44 F. アストロサイト遺伝子変異のてんかん症候群参照．	KCNJ10

🖋 *column*　　**EAST症候群**

強直間代性発作，運動失調，難聴，電解質の排泄異常を主徴とする（Epilepsy, Ataxia, Sensorineural deafness, and Tubulopathy：EAST）症候群です．Seizures, sensorineural deafness, ataxia, mental retardation, and electrolyte imbalance（SeSAME症候群）ともよばれます．

☕ *Coffee break*

双極性障害
KCNQ2，KCNQ3遺伝子は双極性障害の責任遺伝子としても注目されています．

表18 イオンチャネル変異とてんかん症候群（Ca²⁺チャネル）

	変異部位	てんかん症候群	変異の特徴	責任遺伝子
Ca²⁺チャネル	電位依存性T型Ca²⁺チャネルα1Hサブユニット	小児欠神てんかん	機能獲得型変異により，樹状突起の興奮性が亢進．	CACNA1H
	電位依存性L型Ca²⁺チャネルα2Hサブユニット	若年ミオクロニーてんかん	細胞内Ca²⁺増加に伴うアポトーシスが，てんかん発作に関与．	CACNB4

表19 イオンチャネル変異とてんかん症候群（Cl⁻チャネル）

	変異部位	てんかん症候群	変異の特徴	責任遺伝子
Cl⁻チャネル	GABA_A受容体α1サブユニット	若年ミオクロニーてんかん 小児欠神てんかん	Column　GABA_A受容体の遺伝子変異部位とてんかん症候群との関係参照	GABRA1
	GABA_A受容体γ2サブユニット	熱性けいれん 熱性けいれんプラス Dravet症候群 小児欠神てんかん		GABRG2
	電位依存性Cl⁻チャネル2	小児欠神てんかん 若年欠神てんかん 若年ミオクロニーてんかん 全般強直間代発作のみを示すてんかん	髄鞘形成障害のため，てんかん発作を起こす（p.22参照）．	CLCN2

column　GABA_A受容体の遺伝子変異部位とてんかん症候群との関係

①の変異は，若年ミオクロニーてんかんの責任遺伝子で，バルプロ酸ナトリウムなどの抗てんかん薬が有効です．

②の変異は，熱性けいれんから小児欠神てんかんへ移行することが知られています．この部位はベンゾジアゼピン系の結合部位であるため（p.23 図8参照），ベンゾジアゼピン系の効果は期待できず，トピラマートなど異なった作用機序の抗てんかん薬が有効です．

③の変異は，てんかんには移行しない，熱性けいれんのみのため，抗てんかん薬の投与は必要としません．

④の変異は，Dravet症候群になるので，すべての抗てんかん薬に抵抗性を示すことが予想されます．

Dravet症候群は熱性けいれんで発症するので，GABA_A受容体γ2サブユニット（GABRG2）変異を調べることは，熱性けいれんで終わるのか，Dravet症候群へ移行するのかの判定に重要です．電位依存性Na⁺チャネルαサブユニット（SCN1A）変異検索と併せて行うと有効です（p.37 表16参照）．

NKCC1は細胞内Cl⁻濃度を上昇させGABAを興奮性作用に変える（p.24 column参照）ので，NKCC1阻害薬が商品化される可能性があります．

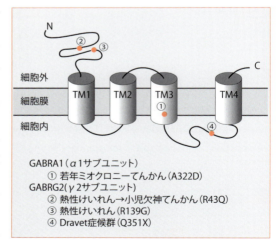

図17　GABA_A受容体の遺伝子変異部位とてんかん症候群

カッコ内は変異部位名称

表20 イオンチャネル変異とてんかん症候群（ニコチン性アセチルコリン受容体）

	変異部位	てんかん症候群（検出率）	変異の特徴	責任遺伝子
ニコチン性アセチルコリン受容体	ニコチン性アセチルコリン受容体α4サブユニット	常染色体優性夜間前頭葉てんかん（10～20%）	ニコチン性アセチルコリン受容体のポアを構成する遺伝子のスプライシング変異が原因．覚醒からSlow wave sleepへの移行段階で通常認められるグルタミン酸・アセチルコリンの遊離減少が認められず，睡眠中の特徴的なてんかん発作の原因．	CHRNA4
	ニコチン性アセチルコリン受容体β2サブユニット			CHRNB2
	ニコチン性アセチルコリン受容体α2サブユニット			CHRNA2

表21 イオンチャネル変異とてんかん症候群（NMDA受容体）

	変異部位	てんかん症候群（検出率）	変異の特徴	責任遺伝子
NMDA受容体	NMDA型グルタミン酸受容体α2サブユニット	中心側頭部棘波を示す良性てんかん（5%） 睡眠時持続性棘徐波（CSWS）を示すてんかん性脳症 Landau-Kleffner症候群 非定型良性部分てんかん	NMDA型グルタミン酸受容体の機能異常を介して異常興奮を起こす．	GRIN2A

B．接着因子・細胞骨格変異のてんかん症候群

West症候群では，細胞骨格が重要な働きを果たしています．

表22 接着因子・細胞骨格変異とてんかん症候群

	変異部位	てんかん症候群（検出率）	変異の特徴	責任遺伝子
1．接着因子	LGI1タンパク質	聴覚症状を伴う常染色体優性てんかん（50%）	シナプス機能が障害され，てんかん発作が起こる．	LGI1
	プロトカドヘリン	精神運動発達遅滞を伴う女児てんかん	シナプス機能が障害され，てんかん発作が起こる（p.44 F．アストロサイト遺伝子変異のてんかん症候群も参照）．	PCDH19
2．細胞骨格	α2スペクトリン	大脳白質髄鞘低形成を示す早期発症West症候群	軸索初節への電位依存性Na$^+$チャネル輸送を障害し，異常興奮が起こる．	SPTAN1
	MAGI2タンパク質	West症候群	膜の不安定化が，てんかん発作，精神運動発達遅滞の原因．	MAGI2

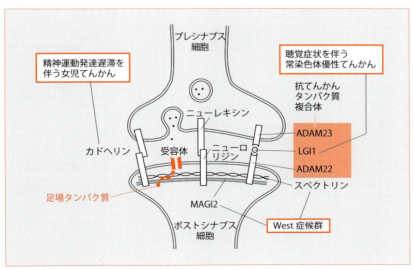

図18 接着因子・細胞骨格のてんかん症候群

C. 神経伝達物質放出変異のてんかん症候群

表23　神経伝達物質放出変異とてんかん症候群

変異部位	てんかん症候群（検出率）	変異の特徴	責任遺伝子
STXBP1タンパク質	大田原症候群（30%）	GABA放出の抑制をきたし、てんかん発作を起こす。	STXBP1
PRRT2タンパク質	良性（家族性）乳児てんかん（70%）		PRRT2

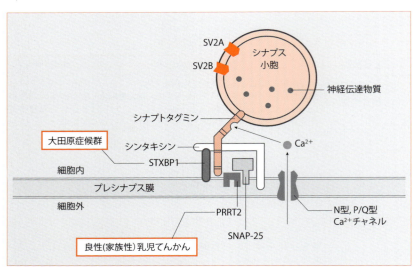

図19　神経伝達物質放出機構のてんかん症候群

D. 細胞内情報伝達・転写因子変異のてんかん症候群

家族性焦点性てんかんでは、細胞内情報伝達、およびNa⁺依存性K⁺チャネル（p.34 column Na⁺依存性K⁺チャネル参照）が重要な役割を果たしています。

表24　細胞内情報伝達・転写因子変異とてんかん症候群

	変異部位	てんかん症候群（検出率）	変異の特徴	責任遺伝子
1. 細胞内情報伝達	Gタンパク質αサブユニット	大田原症候群	GNAO1はGi/o型サブユニットに属するので、GIRKチャネル抑制で興奮性が亢進（p.34参照）。	GNAO1
	セリンスレオニンキナーゼ	West症候群	CDKL5は女児のWest症候群の原因遺伝子（非定型Rett症候群の原因遺伝子でもある）。リン酸化障害・転写障害が、てんかん発作・精神運動発達遅滞の原因。	CDKL5
	Gタンパク質（GTP分解酵素）	乳児ミオクロニーてんかん	リン酸化障害によるイオンチャネル活性・細胞代謝性変化が、てんかん発作の原因.	TBC1D24
	セカンドメッセンジャー（ジアシルグリセロールキナーゼ）	Lennox-Gastaut症候群		DGKD
	DEPDC5タンパク質	常染色体優性夜間前頭葉てんかん（10%） 多様な焦点を示す家族性焦点性てんかん	軸索誘導、シナプス形成障害がてんかん発作に関与。治療に抵抗性で、多剤併用療法を必要とする。	DEPDC5
2. 転写因子	ホメオボックス遺伝子	大田原症候群	詳細はp.43 E. 抑制性介在ニューロン遺伝子変異のてんかん症候群（p.41column参照）。	ARX
	Elongatorタンパク質	中心側頭部棘波を示す良性てんかん（5%）	ヒストン（p.41column参照）のアセチル化を抑制（機能欠損型変異）、遺伝子転写活性が抑制され、細胞機能が障害され、てんかん発作が起こる。	ELP4
	BRD2タンパク質	若年ミオクロニーてんかん		BRD2

第6章　てんかん症候群の遺伝子変異　41

	変異部位	てんかん症候群（検出率）	変異の特徴	責任遺伝子
2. 転写因子（つづき）	EFHC1タンパク質	若年ミオクロニーてんかん（10%）全般強直間代発作のみを示すてんかん	EFHC1遺伝子はR型Ca^{2+}チャネル（p.22表6参照）を介したアポトーシス誘導作用がある．EFHC1遺伝子変異ではアポトーシス機能を失うため異常な神経細胞が残存し，興奮性の神経ネットワークが形成される．	EFHC1
	TSC1/TSC2複合体	結節性硬化症複合体	セリンスレオニンキナーゼ系の転写因子mTORは，タンパク質合成促進，オートファジー阻害作用あり．TSC1/TSC2複合体機能欠損型変異ではmTOR抑制作用が消滅し，mTORが異常に活性化され，皮質異形成（cortical dysplasia）・腫瘍を形成．	TSC1/TSC2

 column

CDKL5異常症

CDKL5変異によるWest症候群では，てんかん性スパスム，ミオクロニー発作，焦点性発作を示し，手もみ様運動も認められます．非定型Rett症候群も含め，CDKL5異常症（CDKL5 disorder）とよばれます．

ホメオボックス遺伝子

ホメオボックス遺伝子は，器官発生，形態形成，細胞分化などにかかわる転写因子*をコードする遺伝子です．
心臓特異的ホメオボックス遺伝子変異は，先天性心疾患・不整脈の原因です．

ヒストン

ヒストン（histones：図20，図1も参照））は染色体を構成する主要なタンパク質です．ヒストン-DNA結合が弱まる（ヒストンのアセチル化）と，遺伝子転写が促進されます．ヒストン-DNA結合が強まる（ヒストンの脱アセチル化）と，遺伝子転写が抑制されます．Elongator, BRD2は，遺伝子転写（ヒストンのアセチル化）を促進します．ヒストンのアセチル化とは，ヒストンのN末端のリシン（p.14表3参照）の正電荷が中和され（翻訳後修飾*），ヒストン-DNA結合状態が弱まることです．

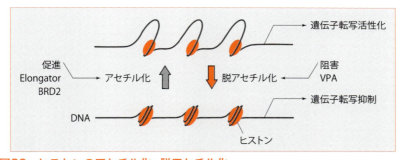

図20　ヒストンのアセチル化，脱アセチル化
ヒストンがアセチル化されると遺伝子転写が活性化します（上）．ヒストンが脱アセチル化されると遺伝子転写が抑制されます（下）．Elongator, BRD2はアセチル化を促進し，VPAは脱アセチル化を阻害します．

☕ Coffee break

催奇形性

VPAはヒストンの脱アセチル化を阻害し，転写活性を異常亢進させるため，大脳皮質細胞の異常増加が引き起こされ，先天性脳奇形や，自閉症，知能低下のリスクが増加すると考えられています．

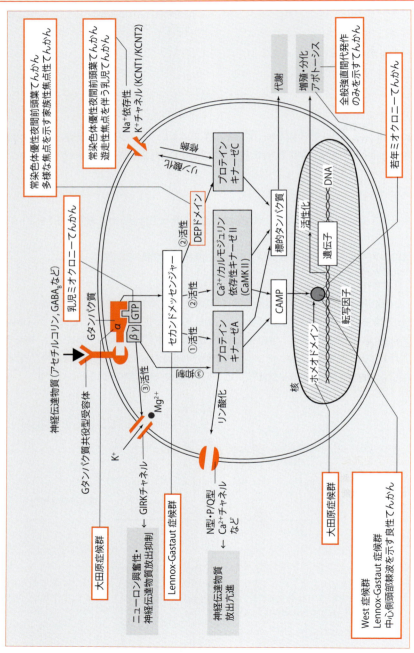

図21 細胞内情報伝達のてんかん症候群

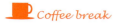

> **次世代シークエンサーの威力**
> ヒト全ゲノム解読には，13年の年月と1億ドルを要しました．次世代シークエンサーでは，数日と数百ドルで解読可能になりました．

E. 抑制性介在ニューロン変異のてんかん症候群

ARX遺伝子変異が年齢依存性てんかん性脳症で報告されています．

表25　抑制性介在ニューロン変異とてんかん症候群

変異部位	てんかん症候群	変異の特徴	責任遺伝子
ポリアラニン伸長変異	知脳障害，ジストニアを伴うWest症候群　大田原症候群	2〜3個のアラニン付加では知能障害，7個のアラニン付加ではジストニアを伴うWest症候群，11個のアラニン付加では大田原症候群が起こる．	ARX
ホメオドメイン	外性器異常を伴うX連鎖性滑脳症	抑制性介在ニューロン形成障害	
アリスタレスドメイン	大田原症候群	欠損変異	

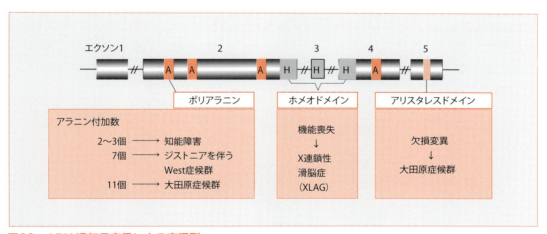

図22　ARX遺伝子変異による表現型

1番目のポリアラニン（16個のアラニン残基からなる）にアラニンが付加される変異では，数の増加に応じて重症になります．ホメオドメインの機能喪失は外性器異常を伴うX連鎖性滑脳症の原因となります．アリスタレスドメインの欠損変異では大田原症候群を起こします．

F. アストロサイトのてんかん症候群

アストロサイトが，てんかんとの関連で注目されています．

表26 アストロサイト変異とてんかん症候群

変異部位	てんかん症候群（検出率）	変異の特徴	責任遺伝子
内向き整流性K⁺チャネル Kir4.1, Kir4.1/5.1	EAST症候群/SeSAME症候群	アストロサイトのK⁺濃度調節機能を障害し，シナプス周囲のK⁺濃度・グルタミン酸濃度上昇で，てんかん発作が起こる（p.27参照）．	KCNJ10
GLUT1 (glucose transporter type 1)	グルコーストランスポーター1欠損症 早期発症欠神てんかん ミオクロニー脱力（失立）発作を伴うてんかん（5％）	血液脳関門（BBB）を介した脳内へのグルコース輸送障害．抗てんかん薬に抵抗性だが，ケトン食療法が有効なので，早期診断が望まれる．	SLC2A1
接着因子プロトカドヘリン	精神運動発達遅滞を伴う女児てんかん	プロトカドヘリンはBBBにも発現しており，BBBの脆弱性によるアストロサイトの破綻がてんかん発作，精神運動発達遅滞，自閉傾向の原因（p.39 B. 接着因子・細胞骨格変異のてんかん症候群も参照）．コルチコステロイドはBBBのバリア機能を高める作用を有す．	PCDH19

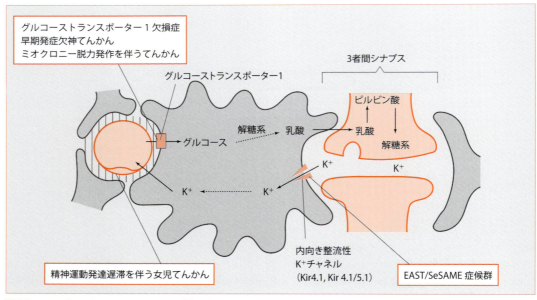

図23 アストロサイトのてんかん症候群

第6章 てんかん症候群の遺伝子変異　45

II. てんかん症候群の遺伝子変異・病態・治療

最後に，遺伝子変異が報告されているてんかん症候群について説明します．はじめに，全体のイメージをつかんでいただくために，てんかん症候群と遺伝子変異との相関図をみてください（巻末図参照）．

てんかん症候群の変異部位，変異と病態，変異と治療，責任遺伝子をまとめました．

A. 良性（家族性）新生児てんかん，良性（家族性）乳児てんかん

表27　良性（家族性）新生児てんかん，良性（家族性）乳児てんかん

てんかん症候群	疾患概念	変異部位	変異と病態	変異と治療	責任遺伝子
良性（家族性）新生児てんかん（B（F）NE）	生後数時間から数日で，てんかん発作を起こし，数週間以内に自然消褪する．常染色体優性遺伝．	電位依存性K$^+$チャネル（Mチャネル）（Kv7.2, Kv7.3）	M電流減少による興奮性亢進．GABA機能成熟に伴い，てんかん発作消失（p.24 column参照）．	Retigabine（trobalt®）はMチャネル開口作用があり，効果が期待される．	KCNQ2（Kv7.2）
			遺伝子変異導入マウスでは，抑制性介在ニューロンで，GABA放出が増加し，興奮性が亢進．		KCNQ3（Kv7.3）
良性（家族性）乳児てんかん（B（F）IE）	乳児期に発症し2歳ごろまでに軽快．発作性運動誘発性ジスキネジア（PKD）を合併することがある．	神経伝達物質放出タンパク質（PRRT2）	GABA放出抑制	シナプス小胞結合作用を有するLEVが有効の可能性．	PRRT2

column　K$^+$チャネルオープナー

K$^+$チャネルオープナーは，血管拡張薬ニコランジル，低血糖治療薬ジアゾキシドが商品化されています．

B. 年齢依存性てんかん性脳症スペクトラム

年齢依存性てんかん性脳症スペクトラムは抑制性介在ニューロン形成にかかわるARX遺伝子変異，細胞骨格，および細胞内情報伝達障害が特徴です．

表28　年齢依存性てんかん性脳症スペクトラム

てんかん症候群	疾患概念	変異部位	変異と病態	変異と治療	責任遺伝子
大田原症候群	新生児期に発症．epileptic spasmが主要発作型．West症候群，Lennox-Gastaut症候群へと変容．Suppression-burst脳波パターンが特徴．	神経伝達物質放出タンパク質（STXBP1）	GABA放出抑制	シナプス小胞結合作用を有するLEVが有効との報告．	STXBP1
		Gタンパク質αサブユニット（Gi/o型サブユニット）	GIRKチャネル抑制で細胞の興奮性亢進（p.34参照）	遺伝子治療への期待．	GNAO1
早期ミオクロニー脳症	ミオクロニー発作が主体．Suppression-burst脳波パターン	抑制性介在ニューロン形成転写因子（ARX）	抑制性介在ニューロン形成障害を起こし，抑制系の破綻がてんかん性脳症の原因（p.43参照）	遺伝子治療など抑制性介在ニューロンに特異的な治療法の開発が望まれる．VGBが有効．	ARX
West症候群	生後4〜7ヶ月に発症．てんかん性スパスム，ヒプスアリスミア脳波，精神運動発達遅滞が3徴．	細胞内情報伝達（セリン・スレオニンキナーゼ系）	リン酸化障害・転写障害によるイオンチャネル活性・細胞代謝活性変化が，てんかん発作・精神運動発達遅滞の原因．	遺伝子治療への期待．	CDKL5

（次頁へ続く）

(表28の続き)

てんかん症候群	疾患概念	変異部位	変異と病態	変異と治療	責任遺伝子
West症候群	生後4～7ヶ月に発症. てんかん性スパスム, ヒプスアリスミア脳波, 精神運動発達遅滞が3徴.	細胞骨格（αⅡスペクトリン）	αⅡスペクトリン変異は電位依存性Na⁺チャネルの軸索初節への輸送を障害し, 神経の異常興奮が起こる.	遺伝子治療への期待.	SPTAN1
		細胞骨格（MAGI2）	膜の不安定化が, てんかん発作の原因.		MAGI2
乳児ミオクロニーてんかん	生後4ヶ月～3歳に発症. 上肢を主体とするミオクロニー発作. 精神発達遅滞, 学習障害, 注意欠陥・多動・攻撃性などを合併.	細胞内情報伝達（GTP分解酵素）	リン酸化障害によるイオンチャネル活性・細胞代謝活性変化が, てんかん発作の原因.	遺伝子治療への期待.	TBC1D24
Lennox-Gastaut症候群	1～8歳で発症. 強直発作, 非定型欠神発作, 脱力発作など多彩な発作型. 精神運動発達遅滞を合併.	細胞内情報伝達（セカンドメッセンジャー）			DGKD
		転写因子	遺伝子転写活性が抑制され, 細胞機能が障害される.		CHD2

C. 素因性てんかん熱性けいれんプラス（GEFS＋）スペクトラム

熱性けいれん, 素因性てんかん熱性けいれんプラス, Dravet症候群は, いずれも電位依存性Na⁺チャネル, GABA$_A$受容体変異が報告されており, 素因性てんかん熱性けいれんプラス（GEFS＋）スペクトラムの概念でとらえられています.

表29　素因性てんかん熱性けいれんプラス（GEFS＋）スペクトラム

てんかん症候群	疾患概念	変異部位	変異と病態	変異と治療	責任遺伝子
熱性けいれん（FS）	頭蓋内感染症などの明確な原因がなく, 発熱に伴い生ずる発作性症状で, 生後6～60ヶ月の乳幼児に起こる.	電位依存性チャネル	電位依存性Na⁺チャネル, Ca²⁺チャネルの開閉, およびGABA$_A$受容体のベンゾジアゼピン系薬剤の反応は温度依存性あり. 乳幼児期には, 温度感受性が高い. ミクログリア上のTRP4チャネルは温度上昇で活性化される.		TRPV4
		電位依存性Na⁺チャネル	興奮性亢進		SCN2A
		GABA$_A$受容体	抑制機能低下	変異部位で, てんかん移行を判断可能. NKCC1阻害薬が商品化の可能性.	GABRG2
素因性てんかん熱性けいれんプラス（GEFS+）	6歳以前に熱性けいれん（FS）を頻発し, 強直間代発作, ミオクロニー発作, 欠神発作, 脱力発作などを起こす. 精神発達遅滞を合併することあり.	電位依存性Na⁺チャネル（Nav1.1）	GEFS+：機能獲得型変異による興奮性亢進		SCN1A
					SCN1B
Dravet症候群	乳幼児期にFS, 入浴てんかん発作で発症. ミオクロニー発作を頻発して, 精神発達遅滞をきたす. 急性脳症の発症率が高い（8%）.		Dravet症候群：抑制性介在ニューロンNa⁺チャネルの機能喪失型変異による抑制系機能低下	Dravet症候群は機能喪失型変異なので, Na⁺チャネルブロッカーは使用禁忌. ZNSが時に有効なのは, Na⁺チャネル電流増強作用による.	SCN2A
		GABA$_A$受容体	抑制系障害	変異部位で発症を予測可能. NKCC1阻害薬が商品化の可能性.	GABRG2

column　**TRPVチャネルファミリー**

Ca²⁺チャネルの一種で, カプサイシン（唐辛子の辛み成分）で活性化されます. 他に温度上昇, 一酸化窒素（NO）など化学物質, pHの変化, 機械刺激, 浸透圧の変化で活性化されます.

D. CSWS スペクトラム

中心側頭部棘波を示す良性てんかん，睡眠時持続性棘徐波（CSWS）を示すてんかん性脳症，Landau-Kleffner 症候群，非定型良性部分てんかんはMNDAグルタミン酸受容体変異が報告されており，CSWSスペクトラムの概念でとらえられています．

表30　CSWS スペクトラム

てんかん症候群	疾患概念	変異部位	変異と病態	変異と治療	責任遺伝子
中心・側頭部棘波を示す良性てんかん（BECTS）	幼少から小児期に発症．入眠直後や覚醒時に，顔面の片側けいれんや口周囲の異常知覚から始まり，流涎をともなう．思春期までに発作は消失．	転写因子（Elongator）	ヒストンのアセチル化障害（機能欠損型変異）により，遺伝子転写活性が抑制され，細胞機能が障害される．	VPAは脱アセチル化を阻害する作用あり（p.41 column参照）．	ELP4
睡眠時持続性棘徐波（CSWS）を示すてんかん性脳症 Landau-Kleffner 症候群 非定型良性部分てんかん	CSWSを示すてんかん．強直発作がない点で，Lennox-Gastaut症候群と区別される．	NMDA型グルタミン酸受容体	興奮性亢進	副作用（記憶障害など）のないNMDA型グルタミン酸受容体拮抗薬の期待．	GRIN2A

☕ *Coffee break*

> **小児後頭葉てんかんの遺伝子変異**
>
> 早発型小児後頭葉てんかん（Panayiotopoulos 症候群）および遅発型小児後頭葉てんかん（Gastaut 型）では，遺伝子変異の報告がありません．

E. 素因性（特発性）全般てんかん

小児欠神てんかん，若年欠神てんかん，若年ミオクロニーてんかん，全般強直間代発作のみを示すてんかんは電位依存性Cl^-チャネルが関与しています．

表31　素因性（特発性）全般てんかん

てんかん症候群	疾患概念	変異部位	変異と病態	変異と治療	責任遺伝子
小児欠神てんかん（CAE）	4〜10歳の女児に多く発症する予後良好なてんかん．	電位依存性T型Ca^{2+}チャネルα1Hサブユニット	機能獲得型変異により，樹状突起の興奮性が亢進（p.22表6参照）．	電位依存性T型Ca^{2+}チャネルを抑制するESM，VPA，ZNSが有効．	CACNA1H
		GABA$_A$受容体α1サブユニット	抑制系障害	NKCC1阻害薬が商品化の可能性．	GABRA1
		GABA$_A$受容体γ2サブユニット		変異部位で発症を予測可能．	GABRG2
		電位依存性Cl^-チャネル	髄鞘形成障害のため，てんかん発作を起こす．		CLCN2
若年ミオクロニーてんかん	思春期に発症．両上肢のミオクロニー発作が，覚醒後30分〜数時間以内におこる．強直間代発作もほぼ全例で認められる．	GABA$_A$受容体α1サブユニット	抑制系障害	Na$^+$チャネルブロッカーは発作の悪化を引き起こすので，使用禁忌．	GABRA1
		電位依存性L型Ca^{2+}チャネルα2Hサブユニット	細胞内Ca^{2+}増加に伴うアポトーシスが，てんかん発作に関与．		CACNB4
		転写因子（BRD2タンパク質）	ヒストンのアセチル化障害（機能欠損型変異）により，遺伝子転写活性が抑制され，細胞機能が障害される．	VPAは脱アセチル化を阻害する作用あり．	BRD2
全般強直間代発作のみを示すてんかん	思春期に発症する．覚醒後の全般強直間代発作を主発作とする．	アポトーシス誘導転写因子	アポトーシス機能を失うため異常な神経細胞が残存し，興奮性の神経ネットワークが形成される．	遺伝子治療への期待．	EFHC1
若年欠神てんかん	思春期に発症する非定型欠神を主発作とする．	電位依存性Cl^-チャネル	髄鞘形成障害のため，てんかん発作を起こす．		CLCN2

F. 家族性焦点性てんかん

家族性焦点性てんかんでは，新しいイオンチャネル病であるNa$^+$依存性K$^+$チャネルと治療への応用が期待される接着因子GLI1などが注目されています．

表32　家族性焦点性てんかん

てんかん症候群	疾患概念	変異部位	変異と病態	変異と治療	責任遺伝子
遊走性焦点発作を伴う乳児てんかん（MPSI）	生後6ヶ月以内の乳児に発症．てんかん発作中に発作および脳波焦点が移動する．	Na$^+$依存性K$^+$チャネル	K$^+$透過性亢進（機能獲得型変異），プロテインキナーゼC修飾による細胞機能障害がてんかん発作，行動・精神活動障害の原因．変異例は薬剤抵抗性で精神発達遅滞や小頭症を合併．	チャネル拮抗薬キニジンが約50％の症例で有効．	KCNT1
常染色体優性夜間前頭葉てんかん（ADNFLE）	小児期に発症する睡眠中の四肢や身体各部の大きな動きを伴うてんかん発作．40歳以降で軽快傾向あり．	ニコチン性アセチルコリン受容体α4サブユニット	ニコチン性アセチルコリン受容体のポアを構成する遺伝子のスプライシング変異が原因．覚醒からSlow wave sleep への移行段階での相対的グルタミン酸・アセチルコリン機能亢進が，睡眠中の特徴的なてんかん発作の原因．	約70％の症例は，CBZが有効だが，ニコチン性アセチルコリン受容体変異をもつ症例はCBZの効果が低く，ZNSが有効．	CHRNA4
		ニコチン性アセチルコリン受容体β2サブユニット			CHRNB2
		ニコチン性アセチルコリン受容体α2サブユニット			CHRNA2
多様な焦点を示す家族性焦点性てんかん（FFEVF）	同一家系内に多焦点のてんかん発作を認める．しかし，個人の発症症状は一貫している．発症時期は幼児期から成人期まで．知的発達は正常．	細胞内情報伝達（DEPDC5タンパク質）	細胞内情報伝達を介した軸索誘導，シナプス形成などの神経回路形成障害がてんかん発作に関与．DEPDC5変異をもつ家系は，治療に抵抗性で，多剤併用療法を必要とする．	遺伝子治療への期待．	DEPDC5
精神運動発達遅滞を伴う女児てんかん（EFMR：Juberg-Hellman症候群）	乳幼児期に発熱に伴う焦点性てんかん発作群発で発症する女児のみに限局したてんかん．思春期以降に寛解する傾向がある．精神運動発達遅滞，自閉傾向を認める症例もある．	接着因子プロトカドヘリン	シナプス形成障害	発熱を契機としていることから，コルチコステロイドが有効．コルチコステロイドはBBBのバリア機能を高める作用も有する（p.44表26，図23参照）．	PCDH19
聴覚症状を伴う常染色体優性てんかん（ADEAF）	外側側頭葉てんかんの1つ．発作の前兆として聴覚症状が出現．思春期後半に発症．	接着因子LGI1タンパク質		LGI1タンパク質補充療法の可能性．	LGI1

☕ Coffee break

抗電位依存性K$^+$チャネル（voltage-gated potassium channel:VGKC）複合体/LGI1抗体関連非ヘルペス性辺縁系脳炎

LGI1抗体はLGI1と受容体ADAM22との結合を阻害し，AMPA受容体機能を減弱させることでVGKC複合体（複合体の主体はLGI1抗体）/LGI1抗体関連非ヘルペス性辺縁系脳炎を起こします．原因不明のてんかんの3〜5％がこの抗体と関連すると考えられています．

G. アストロサイトのてんかん症候群

グリア細胞，特にアストロサイトが，てんかんとの関連で注目されており，新しいイオンチャネル病EAST/SeSAME症候群とグルコーストランスポーター1欠損症が発見されています．

表33　アストロサイトのてんかん症候群

てんかん症候群	疾患概念	変異部位	変異と病態	変異と治療	責任遺伝子
EAST症候群/SeSAME症候群	乳児期に発症．強直間代性発作，運動失調，難聴，電解質の排泄異常を主徴とする．	内向き整流性K⁺チャネルKir4.1,Kir4.1/5.1	アストロサイトによるシナプス間隙のK⁺濃度調節機能障害により，シナプスのK⁺濃度・グルタミン酸濃度上昇による興奮性亢進．アストロサイトのてんかんへの関与解明への期待．	強直間代発作を呈するてんかん症候群の遺伝子変異の報告は少なく，病態解明，治療薬開発への期待．	KCNJ10
グルコーストランスポーター1（GLUT1）欠損症	生後6ヶ月以内に発症．難治てんかん発作，精神運動発達遅滞，不随意運動を合併．	グルコーストランスポーター1	血液脳関門（BBB）を介した脳内へのグルコース輸送障害	抗てんかん薬に抵抗性だが，GLUT1トランスポーターを介さないケトン食療法が有効なので，早期診断が望まれる．	SLC2A1
早期発症欠神てんかん	4歳までに欠神発作を発症．				
ミオクロニー脱力発作を伴うてんかん（Doose症候群）	乳幼児期発症．ミオクロニー脱力発作で転倒を繰り返す．				

H. その他のてんかん症候群

表34　その他のてんかん症候群

てんかん症候群	疾患概念	変異部位	変異と病態	変異と治療	責任遺伝子
Rasmussen症候群（脳炎）	先行感染後強直間代発作や焦点性運動発作で発症．発病後約3年で片麻痺・知的障害が出現．	細胞障害性T細胞	T細胞感受性亢進変異による抗AMPA受容体抗体（抗GluR3抗体）産生（p.25参照）とGranzymeB分泌増加によるアポトーシス惹起（p.26column参照）．	てんかん発作にはタクロリムス（免疫抑制剤），知的予後にはメチルプレドニンパルス療法．免疫が関与するてんかん・脳症の病態解明，治療への期待．	CTLA4
					PDCD1
結節性硬化症複合体（TSC）	常染色体優性遺伝，脳，腫瘍形成がてんかん（West症候群），精神発達遅滞，腎障害などを起こす．	TSC1/TSC2複合体	TSC1/TSC2複合体機能欠損型変異はmTOR抑制作用を消褪させ，mTORが異常に活性化され，腫瘍を形成．	てんかん発作にはビガバトリン（vigabatrin），腫瘍にはmTOR阻害薬（ラパマイシン，ベロリムス）が承認．	TSC1
					TSC2

プラス 1. 2010 てんかん発作およびてんかんを体系化するための用語改訂の ILAE 提案

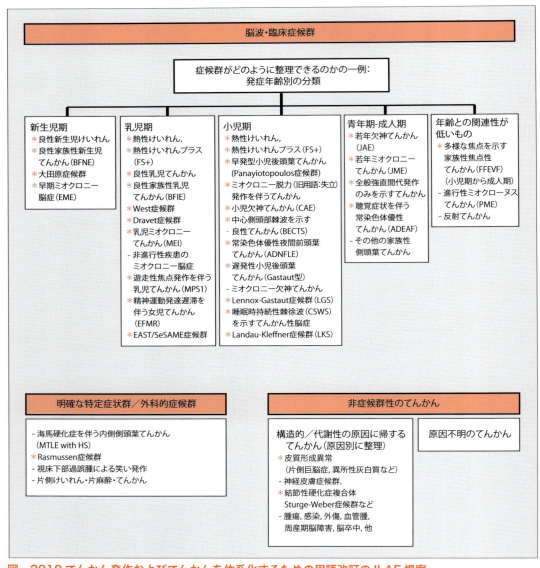

図 2010 てんかん発作およびてんかんを体系化するための用語改訂の ILAE 提案

＊：本書に記載のあるてんかん症候群
注：著者一部補充

プラス 2.　疾患略号一覧

略号	正式名	邦文名
ABPE	atypical benign partial epilepsy	非定型良性部分てんかん
ADEAF	autosomal dominant epilepsy with auditory features	聴覚症状を伴う常染色体優性てんかん
ADEE	age-dependent epileptic encephalopathy	年齢依存性てんかん性脳症
ADNFLE	autosomal dominant nocturnal frontal lobe epilepsy	常染色体優性夜間前頭葉てんかん
BECTS	benine epilepsy of children with centrotemporal spikes	中心側頭部棘波を示す良性てんかん
B(F)IE	benign (familial) infantile epilepsy	良性（家族性）乳児てんかん
B(F)NE	benign (familial) neonatal epilepsy	良性（家族性）新生児てんかん
EAST 症候群	epilepsy, ataxia, sensorineural deafness, and tubulopathy	EAST 症候群（強直間代性発作，運動失調，難聴，電解質排泄異常）
EIEE	early infantile epileptic encephalopathy	早期乳児てんかん性脳症
EFMR	epilepsy and mental retardation limited to females	精神運動発達遅滞を伴う女児てんかん
ECSWS	epilepsy with continuous spikes-waves during slow wave sleep	睡眠時持続性棘徐波を示すてんかん性脳症
FF(P)EVF	familial focal (partial) epilepsy with variable foci	多様な焦点を示す家族性焦点性てんかん
GEFS+	genetic epilepsy with febrile seizures plus	素因性てんかん熱性けいれんプラス
GLUT1	glucose transporter type 1	グルコーストランスポーター1
JAE	juvenile absence epilepsy	若年欠神てんかん
JME	juvenile myoclonic epilepsy	若年ミオクロニーてんかん
LGS	Lennox-Gastaut syndrome	レノックス-ガストー症候群
MPSI	malignant migrating partial seizure in infancy	遊走性焦点を伴う乳児てんかん
SeSAME 症候群	seizures, sensorineural deafness, ataxia, mental retardation, and electrolyte imbalance	EAST 症候群と同疾患

プラス3. 用語解説

用　語	英語表記	解　説
EPSP	excitatoly postsynaptic potential	⇒興奮性シナプス後電位
IPSP	inhibitory postsynaptic potential	⇒抑制性シナプス後電位
mRNA分解	NMD（nonsense-mediated mRNA decay）	遺伝子変異により終止コドン（TAA, TAG, TGA）があらわれたmRNAを選択的に分解する機序．ナンセンス変異でみられる．
アミノ酸残基	amino acid residues	アミノ酸残基は，ペプチド結合によりH_2Oが外れたアミノ酸のこと．（本書では，アミノ酸とアミノ酸残基を区別して使用していません．ご了承ください．）
一塩基多型	SNP（single nucleotide polymorphism）	ゲノム塩基配列中に一塩基の変異がみられ，その変異が集団内で1%以下の場合（1%以上は突然変異），一塩基多型とよばれる．約300塩基対に1ヶ所で検出される．ヒトの場合，全ゲノム3.0×10^9に対して，1.06×10^7個のSNPが存在する．世代を経て保存される．これまで体質と考えられていた表現型の原因．SNPを検索することで，疾患発現率，薬剤感受性，薬剤副作用などが予測可能．オーダーメイド医療への応用が期待されている．⇒表現型
遺伝子型	genotype	遺伝子および染色体DNAの塩基配列の違いから生まれる多様性のタイプのこと．実際に発現する形質を表現型と呼ぶ．⇒表現型
遺伝子座	gene locus	染色体やゲノム上における遺伝子が占める位置のこと．遺伝子以外のDNA配列の位置は座位とよばれる．⇒対立遺伝子
遺伝子砂漠	gene deserts	非遺伝子DNAが続くゲノム領域のこと．遺伝子転写発現の制御機能をもつ．
イントロン	intron	遺伝子中の，タンパク質に翻訳されない領域．⇒エクソン
エクソン	exon	遺伝子のうちタンパク質に翻訳される領域．⇒イントロン
エンハンサー	enhancer	遺伝子転写が活性化される特定のDNA配列のこと．
ゲノム	genome	1つの細胞，生物，あるいはウイルスなどの全遺伝子．遺伝子（gene）と染色体（chromosome）との合成語．
興奮性シナプス後電位	EPSP（excitatoly postsynaptic potential）	グルタミン酸が，シナプス後膜のグルタミン酸受容体に結合すると，シナプス後膜は脱分極する．これを興奮性シナプス後電位とよぶ．このようなシナプスは興奮性シナプスとよばれる．⇒抑制性シナプス後電位
閾値	threshold	興奮性細胞が静止膜電位から活動電位を発生するのに必要な最低限の電気的信号．通常静止膜電位よりも15mV程度高い値．
静止膜電位	resting membrane potential	Na^+-K^+ポンプは，2個のK^+を細胞内に取り込み，3個のNa^+を細胞外へ汲み出し，細胞内外でK^+の濃度差ができる．細胞内の電気的マイナスによってK^+を引きとめようとする力と濃度差を解消しようとして，K^+が細胞外へ流れ出ようとする力がつり合う電位が静止膜電位とよばれる．
対立遺伝子	allele	両親から各1セットのゲノムを受け取るため，遺伝子座に2個の遺伝子をもつことになる．同じ遺伝子座を占める2個の遺伝子を対立遺伝子とよぶ．両親から同じ対立遺伝子を引き継いだ状態はホモ接合，異なる対立遺伝子を引き継いだ状態はヘテロ接合とよばれる．⇒遺伝子座，ハプロ不全
転写（調節）因子	transcriptional（control）element	DNAに特異的に結合するタンパク質．DNA上のプロモーターに結合し，DNAをmRNAに転写する過程を促進，あるいは抑制する．

用　語	英語表記	解　説
伝達	transmission	ニューロン間やニューロンと標的細胞との間の細胞間で情報を伝えること．多くはシナプスを介した神経伝達物質の放出と受容体の活性化がになっている．化学的伝達ともよばれる．⇒伝導
伝導	conduction	1個のニューロン内で細胞膜に沿って電気的信号が伝わること．伝導にはイオンチャネルがかかわり，シナプス電位や活動電位を生み出す．電気的伝導ともよばれる．⇒伝達
ドミナントネガティブ効果	dominant-negative effect	遺伝子の変異タンパク質が正常タンパク質に対してドミナント（優位）に働いて，正常タンパク質の作用を阻害する（ネガティブな効果）作用のこと．
ドメイン	protein domains	タンパク質の配列，構造の一部にもかかわらず，他の部分とは独立に進化し，独立した機能をもっている．タンパク質の多くはいくつかのドメインより構成される．1つのドメインは進化的に関連した何種類かのタンパク質の中にあらわれる．
発火	firing	神経・筋などの興奮性細胞で活動電位が生ずることを，神経生理学では発火とよぶ．連続発火は神経細胞で活動電位が連続的に発生すること．
ハプロ不全	haploinsufficiency	対立遺伝子の一方の遺伝子の不活性化（欠失，ナンセンス変異などによる）で起こる表現型の変異のこと．遺伝子産物（タンパク質，RNAなど）が量的に不足するため発症する．もう一方の染色体が正常にもかかわらず，優性遺伝形式をとる．⇒対立遺伝子
バリアント	variant	遺伝子型の違い．表現型（⇒表現型参照）に影響しない遺伝子配列の変化を総称したものをバリアント（多様体）とよぶ．⇒変異
表現型	phenotype	形態，機能など表にあらわれた多様性のタイプのこと．⇒遺伝子型
プロモーター	promoter	RNAポリメラーゼと結合し，転写を開始させるDNAのこと．
変異	variation	表現型（⇒表現型参照）に影響する遺伝子配列の変化を変異とよぶ．
翻訳後修飾	PTM（post-translational modification）	翻訳後のタンパク質の化学的な修飾のこと．リン酸，脂質などと結合し，化学的特性の変化，構造変化などでタンパク質の反応の幅が広がる．イオンチャネルのリン酸化，ヒストンのアセチル化がその例．
抑制性シナプス後電位	IPSP（inhibitory postsynaptic potential）	GABA・グリシンが受容体に結合すると，シナプス後膜は過分極する．これは抑制性シナプス後電位とよばれる．このようなシナプスは抑制性シナプスとよばれる．⇒興奮性シナプス後電位

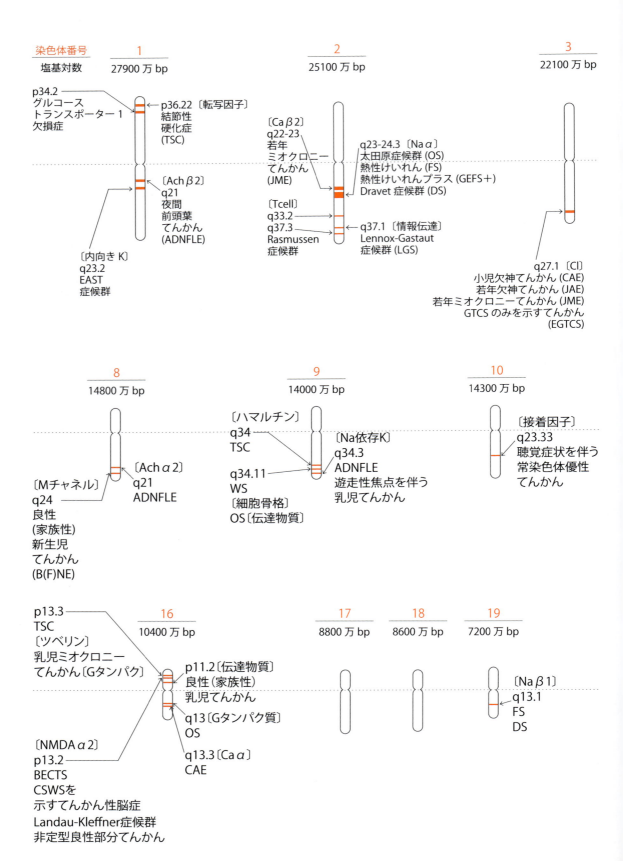

プラス4. 診察室・研究室に

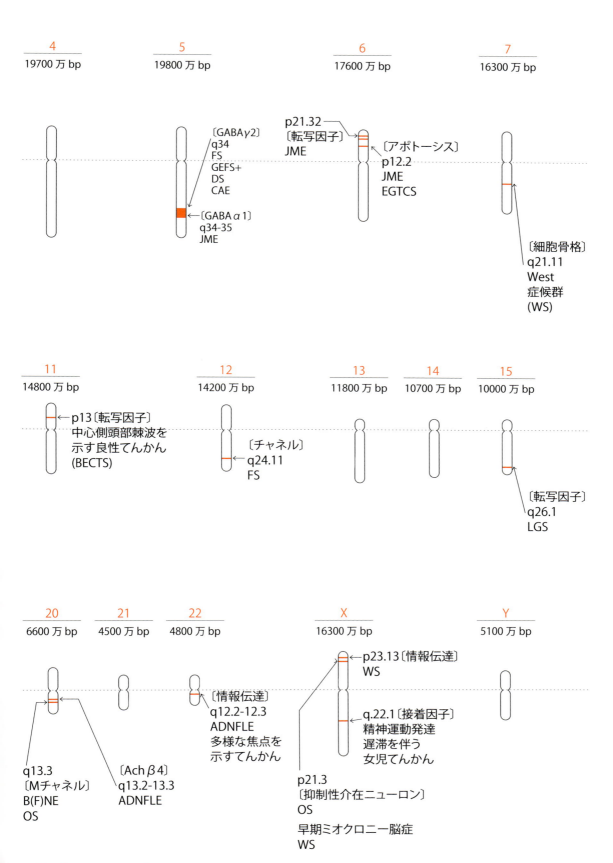

かん症候群ゲノムマップ

プラス5. DNA コドンとアミノ酸・特性および遺伝子変異の種類と特徴

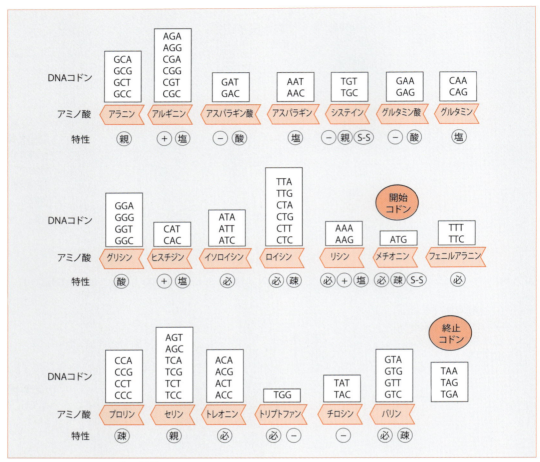

DNA コドンとアミノ酸・特性

必：必須アミノ酸，＋：正電荷，－：負電荷，親：親水性，疎：疎水性，酸：酸性，塩：塩基性，S-S：S-S 結合

表　遺伝子変異の種類と特徴

変異の種類				特徴
一塩基置換	同義的置換			変化したコドンが以前と同じアミノ酸を指定する
	非同義的置換	ナンセンス変異		終止コドンに変化する変異．タンパク質が作られない．
		ミスセンス変異	保存的置換	化学的性質の近いアミノ酸に置換される
			非保存的置換	化学的性質の似ていないアミノ酸に置換される
塩基欠失・挿入変異	フレームシフト			1つの塩基が欠失・挿入されることで，アミノ酸の翻訳がすべてずれる
	インフレームシフト			欠失・挿入する塩基数が，3の倍数のため，タンパク質全体への影響が少ない
非翻訳領域の変異	スプライシング変異			スプライシング異常のため，エクソンが正しく接続されない
	遺伝子から離れた領域の変異			プロモーター，イニシエーター，エンハンサーなど遺伝子発現を調節している遺伝子変異

詳細は，p.16 遺伝子変異参照

プラス6. 遺伝学史

年　代	人物・組織（国名）	業　績
前5世紀	ヒポクラテス（ギリシャ）	ヒポクラテスの誓い
前4世紀	アリストテレス	動物の分類を行う.生物学の創始.
1世紀	ガレノス（ギリシャ）	古代医学の集大成
15世紀	レオナルドダヴィンチ（イタリア）	人体解剖の研究
1628	ハーベイ（イギリス）	血液循環説.実験医学の祖.
1665	フック（イギリス）	細胞（cell）の発見
1674	レーフェンフック（オランダ）	原生生物・細菌の発見
1858	フィルフォー（ドイツ）	細胞分裂の発見
1859	ダーウィン（イギリス）	「種の起源」自然選択説
1865	メンデル（オーストリア）	遺伝の法則の発見
1900	ドフリース（オランダ），コリンズ（ドイツ），チェルマック（オーストリア）	独立にメンデルの法則を再発見
1903	サットン（アメリカ）	染色体の行動とメンデルの法則を結び付けた連鎖説を提唱
1926	モーガン（アメリカ）	ショウジョウバエの研究で，遺伝子説を確立
1932	ルスカ（ドイツ）	電子顕微鏡の発明
1950	シャルガフ（アメリカ）	DNAの塩基比率の規則性を発見
1952	ハーシー（アメリカ），チェイス（アメリカ）	DNAが遺伝物質であることを証明
1953	フランクリン（イギリス）	DNAのX線構造解析でDNA二重らせんを予測
1953	ワトソン（アメリカ），クリック（イギリス）	DNA二重らせんモデルの提唱
1956	コーンバーグ（アメリカ）	DNA人工合成に成功
1958	メセルソン（アメリカ），スタール（アメリカ）	DNAの半保全的複製を証明
1961	レーニンバーグ（アメリカ）	遺伝暗号解読開始
1966	岡崎令治（日本）	岡崎フラグメントの発見
1968	木村資生（日本）	進化の中立遺伝子説の提唱
1970	テミン（アメリカ），ボルチモア（アメリカ）	逆転写酵素の発見
1973	コーエン（アメリカ）	遺伝子操作技術の確立
1977	利根川進（日本）	抗体の多様性の仕組みを解明
1978	ボイヤー（アメリカ）	遺伝子組み換えによるインスリンの合成
1983	マリス（アメリカ）	PCR法の確率
1983	沼正作（日本）	イオンチャネル（ニコチン性アセチルコリン受容体）の初クローニング
1997	ウィルマット（イギリス）	クローンヒツジ作製
2003	国際ヒトゲノムコンソーシアム	ヒトゲノムの解読完了
2007	山中伸弥（日本）	ヒトiPS細胞作製
2014	先端医療振興財団，理化学研究所（日本）	iPS細胞臨床応用（滲出型加齢黄斑変性症）

Coffee break

DNA二重らせん

「この愛らしい構造は，存在すべくして存在した」（ワトソン）

フランクリンの業績

ロザリンド・エルシー・フランクリン（1920-1958年：イギリス）はX線構造解析でDNA二重らせんを予想していました．1962年ワトソン，クリックがノーベル生理学・医学賞を受賞しましたが，フランクリンは卵巣癌で亡くなっていたため，受賞できませんでした．X線の過剰被曝が原因と考えられています．

文 献

甘利俊一（監修），古市貞一（編著） 分子・細胞・シナプスからみる脳 東京大学出版会 2008 年

加藤光広 「難治性てんかんの分子遺伝学」 第 55 回日本小児神経学会学術集会 シンポジウム 10：難治性てんかんの病態を探る：分子遺伝学，病理，免疫，代謝異常，画像，電気生理 脳と発達 2014；46：191-4

兼子直（編） てんかん教室 新興医学出版社 2012 年

兼本浩祐，丸栄一，小国弘量（編） 臨床てんかん学 医学書院 2015 年

岸恭一（監修） アミノ酸セミナー 工業調査会 2003 年

鬼頭正夫（著） 臨床医が知っておきたい てんかんとイオンチャネル病の基礎知識 診断と治療社 2013 年

辻貞敏（編） 新しい診断と治療の ABC 74 最新医学社 2012 年

てんかん治療研究振興財団 研究年報 2007，2010，2016

「てんかん治療新時代」 Progress in Medicine Vol.28 No.9 ライフ・サイエンス

「てんかん医療の多様な展開」 最新医学 2015；70（6） 最新医学社

「てんかんの遺伝学的診断」 医学のあゆみ Vol.253 No.7 医歯薬出版株式会社

「てんかんを分かり易く理解するための神経科学」 てんかん研究 2015；33（1），2016；34（1）

中山東城，福興なおみ，植松貢，呉繁夫 「てんかん症候群の疾患遺伝子」 日本小児科学会雑誌 2012；116（9）：1327-1336

日本てんかん学会（編） てんかん専門医ガイドブック 診断と治療社 2014 年

日本てんかん学会（編） 稀少てんかんの診療指標 診断と治療社 2017 年

廣瀬伸一「てんかんの遺伝子異常」 日本医師会雑誌 2007；136（6）：1062-6

真鍋俊也（編） 脳・神経科学集中マスター 羊土社 2005 年

村越隆之，栗原崇，三枝弘尚，田邊勉（編） イオンチャネルの分子生物学 羊土社 1998 年

山本俊至（著） 臨床遺伝に関わる人のためのマイクロアレイ染色体検査 診断と治療社 2012 年

渡辺雅彦（著） みる見るわかる脳・神経科学入門講座改訂版前編 羊土社 2008 年

ダニエル・トリッチ，アンヌ・フェルツ，ドミニク・シェノワ・マルシェ（編），御子柴克彦（監訳） 神経細胞の生理学 京都大学学術出版会 2009 年

ポール・バーグ，マキシン・シンガー（著） 岡山博人（監訳） 分子遺伝学の基礎 東京化学同人 1994 年

Barcia G, et al. De novo gain-of-function KCNT1 channel mutations cause malignant migrating partial seizures of infancy. *Nature Genetics* 2012; 44: 1255-1259.

Okumura A, Uematsu M, Imataka G, et al. Acute encephalopathy in children with Dravet syndrome. *Eilepsia* 2012; 53: 79-86.

http://www.genenames.org/cgi-bin/gene_symbol_report?hgnc_id=HGNC:4585

http://www.id.yamagata-u.ac.jp/Ped/medical/pdf/neurology03_002.pdf

http://www.jst.go.jp/pr/announce/20100126/

索　引

CDKL5 異常症 ……………………………… 41
Dravet 症候群 …………… 20, 22, 37, 38, 46
EAST 症候群 …………………… 27, 37, 44, 49
GIRK チャネル …………………… 34, 40, 45
G タンパク質 ……………………………… 33
KCC2 ……………………………………… 24
Landau-Kleffner 症候群 …………… 26, 39, 47
Lennox-Gastaut 症候群 …………… 33, 40, 46
LGI1 ………………………………… 29, 48
mTOR ………………………… 13, 14, 41, 49
M チャネル ……………………… 24, 37, 45
Na$^+$ 依存性 K$^+$ チャネル ……………… 34, 48
NKCC1 ………………………… 24, 38, 46, 47
Rasmussen 症候群 …………………… 25, 49
SeSAME 症候群 ………………… 27, 37, 44, 49
West 症候群 ……………… 29, 33, 39, 40, 45, 46
アポトーシス ………… 22, 26, 33, 34, 47, 49
インフレームシフト ………………… 16, 17
大田原症候群 ………… 20, 31, 33, 37, 40, 43, 45
グルコーストランスポーター 1 欠損症 … 27, 44, 49
結節性硬化症複合体 ……………… 33, 41, 49
抗てんかん薬 ……………………………… 28
若年欠神てんかん ………………… 22, 38, 47
若年ミオクロニーてんかん … 22, 33, 38, 40, 41, 47
常染色体優性夜間前頭葉てんかん
　　　　　　　 17, 25, 33, 37, 39, 40, 48
小児欠神てんかん ………………… 22, 38, 47
睡眠時持続性棘徐波（CSWS）を示す
　てんかん性脳症 ………………… 26, 39, 47

スプライシング変異 …………… 17, 39, 48
精神運動発達遅滞を伴う女児てんかん
　　　　　　　 27, 29, 39, 44, 48
全般強直間代発作のみを示すてんかん
　　　　　　　 22, 33, 38, 41, 47
早期発症欠神てんかん …………… 27, 44, 49
早期ミオクロニー脳症 …………………… 45
多様な焦点を示す家族性焦点性てんかん
　　　　　　　 33, 40, 48
中心側頭部棘波を示す良性てんかん
　　　　　　　 26, 33, 39, 40, 47
聴覚症状を伴う常染色体優性てんかん … 29, 39, 48
ドミナントネガティブ効果 ……………… 15
ナンセンス変異 …………………… 16, 20
乳児ミオクロニーてんかん ……… 33, 40, 46
熱性けいれん …………………… 22, 38, 46
熱性けいれんプラス ……… 20, 22, 37, 38, 46
ハプロ不全 ………………………………… 15
ヒストン …………………………… 9, 41, 47
非定型良性部分てんかん ………… 26, 39, 47
フレームシフト …………………… 16, 17
ホメオボックス遺伝子 …………………… 41
ミオクロニー脱力（失立）発作を伴うてんかん
　　　　　　　 27, 44, 49
ミスセンス変異 …………………………… 16
遊走性焦点を伴う乳児てんかん … 33, 37, 48
良性（家族性）新生児てんかん ……… 20, 24, 37, 45
良性（家族性）乳児てんかん ……… 31, 40, 45

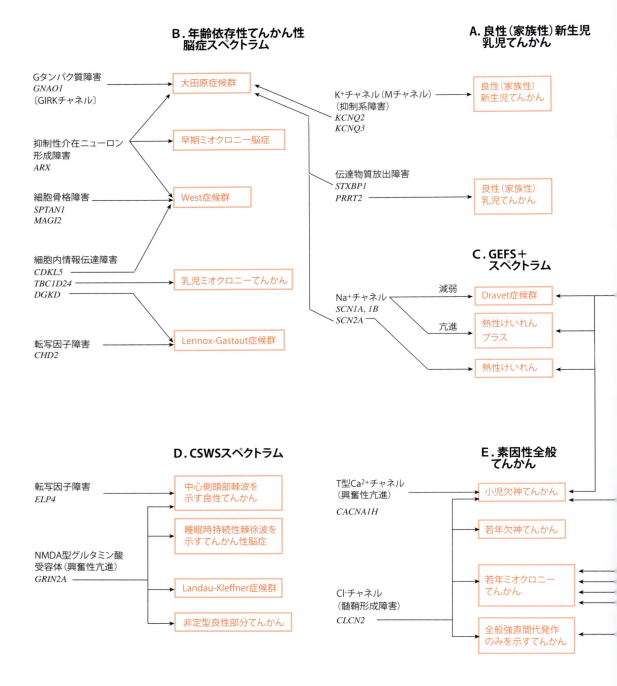

巻末図：てんかん症候
（第6章Ⅱてんかん症候群の遺

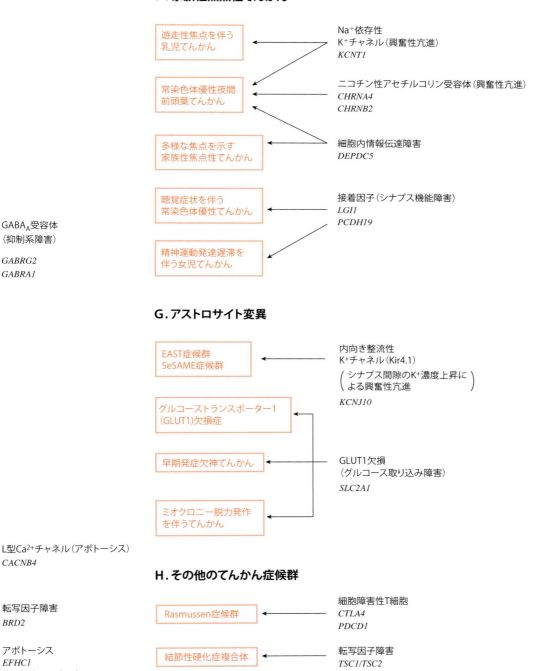

著者略歴

鬼頭 正夫（きとう・まさお）
1982 年名古屋大学医学部卒業．同大学院医学研究科内科系終了．医学博士．
抗てんかん薬（ゾニサミドなど）の電位依存性イオンチャネルへの作用機序を研究．イオンチャネルの発現・発達のダイナミックな変化を発見し，Ion channel development の概念を提唱．
プラス
ピアノ・油絵で認知症予防，筋トレ・トレッキングで寝たきり予防，星に癒され，古代に想いをはせる．

てんかん分子生物学
絵でつなぐ—遺伝子変異と病態・治療—

2017 年 10 月 30 日　初版発行

著作者　　鬼頭　正夫	©2017

発行所　**丸善プラネット株式会社**
　　　　〒 101-0051　東京都千代田区神田神保町二丁目17番
　　　　電話（03）3512-8516
　　　　http://planet.maruzen.co.jp/

発売所　**丸善出版株式会社**
　　　　〒 101-0051　東京都千代田区神田神保町二丁目17番
　　　　電話（03）3512-3256
　　　　http://pub.maruzen.co.jp/

組版　月明組版
印刷・製本　大日本印刷株式会社

ISBN 978-4-86345-352-4 C3047